2018 개정판

해부·병태생리로 이해하는

SN 성인간호학

STEPS TO ADULT HEALTHY NURSING

포인트 리뷰 V 결합조직 / 신경

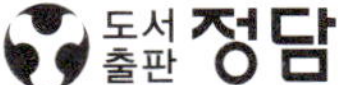

해부·병태생리로 이해하는

SN 성인간호학

포인트 리뷰 V 결합조직 / 신경

인쇄 / 2018년 1월 20일
발행 / 2018년 1월 30일

발행인 김정찬
편집기획 손지현
편집디자인 최민수

발행처 도서출판 정담
주소 서울특별시 송파구 송이로17길 50-27
(가락동 13-10) 2층
전화 02-443-2791
팩스 02-430-7370
홈페이지 www.jdb.co.kr
등록 제 22-135호

정가 15,000원
ISBN 978-89-8085-852-1
978-89-8085-835-4(set)

의학편저자 머리글

의학이라는 험산준령에서도 그 본령을 이루는 것이 내과학이라고 할 수 있다.

내과학은 거대한 퍼즐이다. 양적으로나 내용적으로도 결코 만만치 않은 분야이다. 여러분들이 그동안 배워온 해부학, 조직학, 생리학, 생화학, 약리학, 병리학 등의 각종 기초학 지식들을 머릿속에서 퍼즐처럼 맞추어 임상현장에서 적용하기 위해서는 암기보다 질환에 대한 이해가 우선시되어야 한다.

결국 임상현장에서의 적용은 단순한 암기만으로 도달할 수 있는 경지가 아니다. 인체와 질병에 대한 기초의학에서 배웠던 모든 지식을 임상적인 지식에 접목시키고 그것을 다시 환자에 적용시킬 수 있는 수준으로 끌어올리기 위해서는 질병을 종합적으로 이해해야만 한다.

의과대학 본과생들 가운데는 참고서의 모든 것을 달달 외우려 했던 학생들도 더러 있었다. 그러나 아무리 기억력이 우수하다고 해도 암기만으로는 모든 내용을 기억할 수도 없으며, 아무런 연관성도 없는 의학용어의 나열만 암기한다고 해서 그 노력만큼 성적이 따라주지도 않았다.

이렇게 된 가장 큰 원인은 그들이 기초의학을 제대로 이해하지 못하였고 이를 임상의학과도 융합시키지 못했기 때문이다. 정상적인 인체의 구조, 생리, 병리에 대해서 잘 알지 못하면 각종 질환이 어떻게 초래되는지도 이해하기 힘들기 때문에 결국에는 책 속의 모든 내용을 외우려고 하는 악순환에 빠져버리는 것이다.

그렇다면 어떻게 해야 할까?

현실적으로 학교에서 임상의학을 공부하면서 다시 기초의학을 처음부터 공부한다는 것은 너무 어려운 일이다. 그렇기 때문에 기본으로 돌아가 그동안 공부했던 기초의학인 해부생리와 병태생리를 질환과 연계하여 다시 정리할 수 있도록 공부해야 한다.

이 책은 그동안 공부해왔던 인체의 해부학, 조직학, 생리학, 병리학 등의 각종 지식들을 리뷰할 수 있도록 간결하면서도 꼼꼼하게 서술하고 있다.

인체의 어떤 부위에서 어떠한 원인과 기전에 의해 질환이 발생하는지 이해하기 쉽도록, 또한 다양한 질환의 진단·증상·검사·치료 등에 대한 각각의 핵심내용을 명확하게 파악할 수 있도록 그림과 사진을 적절하게 활용하여 요점을 간결하게 서술하였다.

그렇기 때문에 이 책으로 공부하면 질환에 따른 병태생리와 증상, 치료 및 간호 모든 부분이 저절로 퍼즐이 맞춰지듯이 이해될 것이며, 따라서 자연스레 암기할 내용도 확연히 줄어들 것이다. 그리고 당연히 임상실습과 국시에도 반드시 필요한 지침서가 될 것이다.

2018년 편저자 일동

간호감수자 머리글

병원간호사회는 미래의 간호사인 학생들의 학습에 도움을 주기 위하여 정담 출판사에서 요청한 <성인간호학>의 간호관리와 포인트 리뷰 부분을 감수하기로 결정하였다. 감수과정에서 간호 파트 내용의 오류를 정정하였고 또한 간호 과정에서 누락된 핵심내용을 보충하여 감수하였다.

간호 과정(Nursing Process)의 목적은 환자의 질병을 올바르게 이해하고 질병의 치유 및 회복 과정에 따라 환자의 신체적·정신적·사회적 문제를 해결하는 과정에 초점을 맞추는 것이다.

학생들이 교재를 통해 학습된 간호 과정을 임상 현장에서 실제로 어떻게 적용하면 좋을지 판단하는 것은 매우 어려운 일이다. 이 교재에서는 학생들이 체계적으로 간호과정을 적용하기 위하여 간호 과정의 흐름을 한눈에 파악할 수 있도록 간호문제, 간호진단, 간호목표, 간호수행 항목을 일목요연하게 정리하여 실었다.

또한 포인트 리뷰의 '셀프 복습문제'를 통해 스스로 리뷰할 수 있도록 하였고, 이 리뷰가 끝난 뒤 '핵심 정리 문제'를 풀면서 향후 국시를 위한 확실한 길라잡이가 될 수 있도록 하였다. 뿐만 아니라 임상실습에서도 학생들은 환자 개개인의 간호문제에 따른 간호과정을 쉽게 적용할 수 있게 되어 학습효과를 더욱 실감할 수 있을 것이다.

이 교재가 성인간호학의 주요 참고도서로 폭넓게 사용할 수 있을 것으로 생각하며 감수 글을 마감한다.

2018년 감수자 일동

편저·감수 명단 (가나다순)

의학편저

김세규
연세대학교 의과대학 호흡기내과

김준명
연세대학교 의과대학 감염내과

문영명
연세대학교 의과대학 소화기내과

이꽃실
관동대학교 의과대학 감염내과

이수곤
연세대학교 의과대학 결합조직내과

정남식
연세대학교 의과대학 심장내과

고윤웅
연세대학교 의과대학 혈액내과

차봉수
연세대학교 의과대학 내분비내과

최규헌
연세대학교 의과대학 신장내과

최일생
연세대학교 의과대학 신경내과

홍천수
연세대학교 의과대학 면역·알레르기내과

간호감수

김연희
서울아산병원 간호부원장

박희라
경희대병원 간호팀장

오경환
세브란스병원 간호수석부장

이명해
경희대병원 간호본부장

이순행
서울아산병원 간호팀장

이창숙
단국대병원 UM

장창섭
서울대병원 수간호사

조문숙
분당서울대병원

최경옥
서울성모병원 간호부장

일러두기

공부를 시작하기 전에 우선 이 책이 어떤 방식으로 구성되어 있는지 알아보도록 하자.

질환별 간호관리

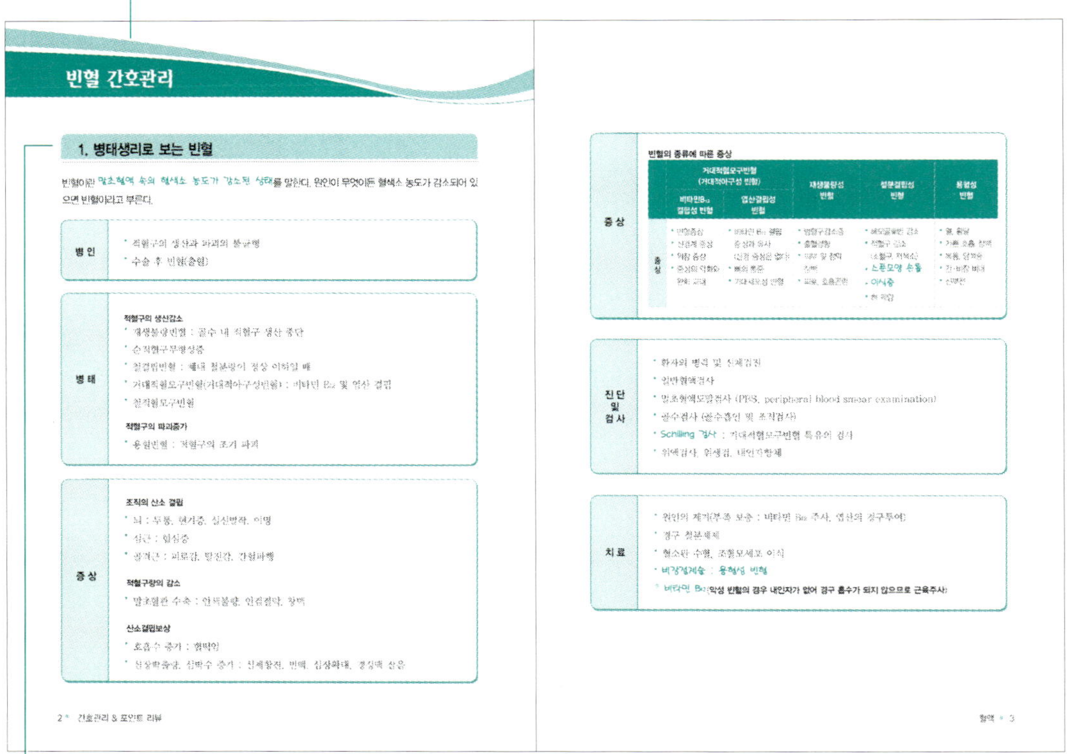

빈혈 간호관리

1. 병태생리로 보는 빈혈

빈혈이란 말초혈액 속의 혈색소 농도가 감소된 상태를 말한다. 원인이 무엇이든 혈색소 농도가 감소되어 있으면 빈혈이라고 부른다.

병 인	• 적혈구의 생산과 파괴의 불균형 • 수술 후 빈혈(출혈)
병 태	**적혈구의 생산감소** • 재생불량빈혈 : 골수 내 적혈구 생산 중단 • 순적혈구무형성증 • 철결핍빈혈 : 체내 철분량이 정상 이하일 때 • 거대적혈모구빈혈(거대적아구성빈혈) : 비타민 B_{12} 및 엽산 결핍 • 철적혈모구빈혈 **적혈구의 파괴증가** • 용혈빈혈 : 적혈구의 조기 파괴
증 상	**조직의 산소 결핍** • 뇌 : 두통, 현기증, 실신발작, 이명 • 심근 : 협심증 • 골격근 : 피로감, 탈진감, 간헐파행 **적혈구량의 감소** • 말초혈관 수축 : 안색불량, 안검결막, 창백 **산소결핍보상** • 호흡수 증가 : 호흡곤란 • 심장박출량, 심박수 증가 : 심계항진, 빈맥, 심장확대, 경심맥 잡음

2 · 간호관리 & 포인트 리뷰

증 상	**빈혈의 종류에 따른 증상** 거대적혈모구빈혈(거대적아구성 빈혈): 비타민B_{12} 결핍성 빈혈 / 엽산결핍성 빈혈 · 재생불량성 빈혈 · 철분결핍성 빈혈 · 용혈성 빈혈 • 스푼모양 손톱 • 이식증
진단 및 검사	• 환자의 병력 및 신체검진 • 일반혈액검사 • 말초혈액도말검사 (PBS, peripheral blood smear examination) • 골수검사 (골수흡인 및 조직검사) • Schilling 검사 : 거대적혈모구빈혈 특유의 검사 • 위액검사, 위생검, 내인자항체
치 료	• 원인의 제거(부족 보충 : 비타민 B_{12} 주사, 엽산의 경구투여) • 경구 철분제제 • 혈소판 수혈, 조혈모세포 이식 • 비장절제술 : 용혈성 빈혈 • 비타민 B_{12}(악성 빈혈의 경우 내인자가 없어 경구 흡수가 되지 않으므로 근육주사)

혈액 · 3

① 병태생리로 보는 질환

앞서 공부했던 질환의 핵심내용을 정리하여 한눈에 살펴볼 수 있도록 간결하게 서술하였다.

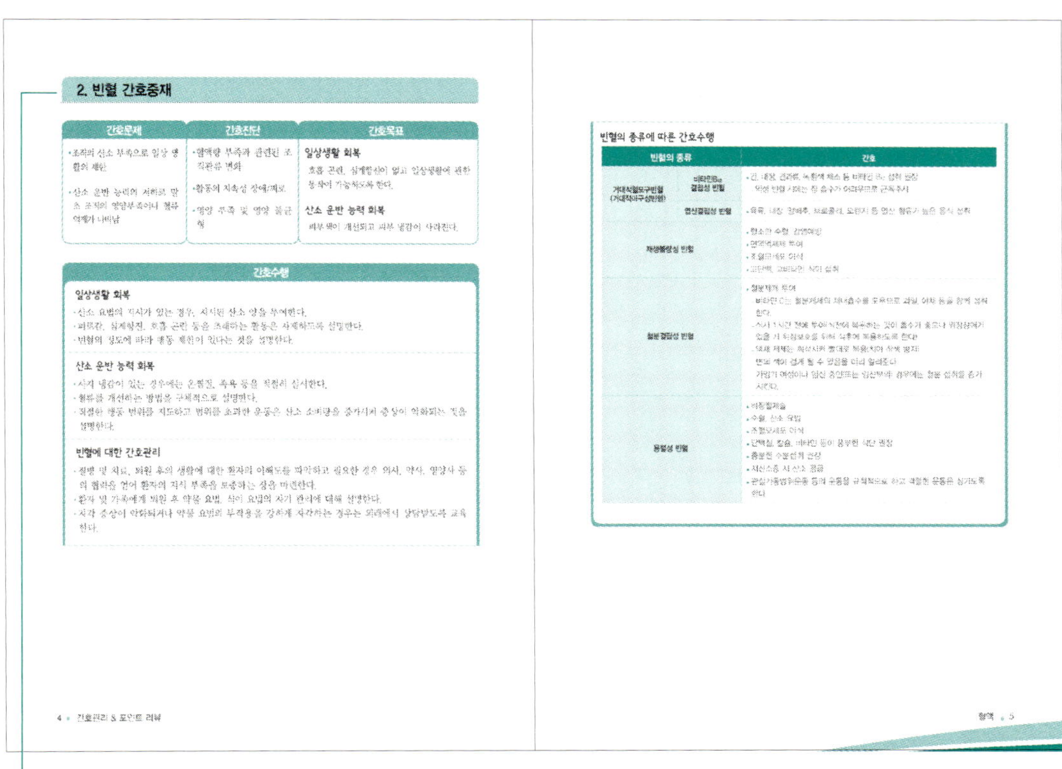

2. 빈혈 간호중재

간호문제	간호진단	간호목표
• 조직의 산소 부족으로 일상 생활의 제한 • 산소 운반 능력의 저하로 말초 조직의 영양부족이나 혈류 역제가 나타남	• 혈액량 부족과 관련된 조직관류 변화 • 활동의 지속성 장애/피로 • 영양 부족 및 영양 불균형	**일상생활 회복** 호흡 곤란, 심계항진이 없고 일상생활에 필요한 동작이 가능하도록 한다. **산소 운반 능력 회복** 피부 색이 개선되고 피부 냉감이 사라진다.

간호수행

일상생활 회복
- 산소 요법의 지시가 있는 경우, 지시된 산소 양을 투여한다.
- 피로감, 심계항진, 호흡 곤란 등을 초래하는 활동은 자제하도록 설명한다.
- 빈혈의 정도에 따라 행동 제한이 있다는 것을 설명한다.

산소 운반 능력 회복
- 사지 냉감이 있는 경우에는 온찜질, 족욕 등을 적절히 실시한다.
- 혈류를 개선하는 방법을 구체적으로 설명한다.
- 적절한 행동 범위를 지도하고 범위를 초과한 운동은 산소 소비량을 증가시켜 증상이 악화되는 것을 설명한다.

빈혈에 대한 간호관리
- 질병 및 치료, 퇴원 후의 생활에 대한 환자의 이해도를 파악하고 필요한 경우 의사, 약사, 영양사 등의 협력을 얻어 환자의 지식 부족을 보충하는 장을 마련한다.
- 환자 및 가족에게 퇴원 후 약물 요법, 식이 요법의 자기 관리에 대해 설명한다.
- 자각 증상이 악화되거나 약물 요법의 부작용을 강하게 자각하는 경우는 외래에서 상담받도록 교육한다.

4 ▪ 간호관리 S 포인트 리뷰

빈혈의 종류에 따른 간호수행

빈혈의 종류		간호
거대적아구빈혈(거대적아구성빈혈)	비타민B12 결핍성 빈혈	• 간, 내장, 견과류, 녹황색 채소 등 비타민 B12 섭취 권장 - 악성 빈혈 시에는 장 흡수가 어려우므로 근육주사
	엽산결핍성 빈혈	• 우유, 내장, 양배추, 브로콜리, 오렌지 등 엽산 함유가 높은 음식 섭취
재생불량성 빈혈		• 혈소판 수혈, 감염예방 • 면역억제제 투여 • 조혈모세포 이식 • 고단백, 고비타민 식이 섭취
철분결핍성 빈혈		• 철분제제 투여 - 비타민 C는 철분제제의 체내흡수를 도우므로 과일, 야채 등을 함께 섭취한다. - 식사 1시간 전에 투여(식전에 복용하는 것이 흡수가 좋으나 위장장애가 있을 시 위장보호를 위해 식후에 복용하도록 한다) - 액체 제제는 희석시켜 빨대로 복용(치아 착색 방지) 변의 색이 검게 될 수 있음을 미리 알려준다. 가임기 여성이나 임신 중인 또는 임산부의 경우에는 철분 섭취를 증가시킨다.
용혈성 빈혈		• 비장절제술 • 수혈, 산소 요법 • 조혈모세포 이식 • 단백질, 칼슘, 비타민 등이 풍부한 식단 권장 • 충분한 수분섭취 권장 • 저산소증 시 산소 공급 • 관상기동맥위운동 등의 [illegible] 운동을 규칙적으로 하고 격렬한 운동은 삼가도록 한다.

혈액 ▪ 5

② 질환별 간호중재

질환에 따른 간호문제, 간호사정, 간호진단, 간호목표, 간호수행 등을 한눈에 볼 수 있도록 표로 정리하여 임상실습에 적용이 되도록 하였다.

질환별 포인트 리뷰

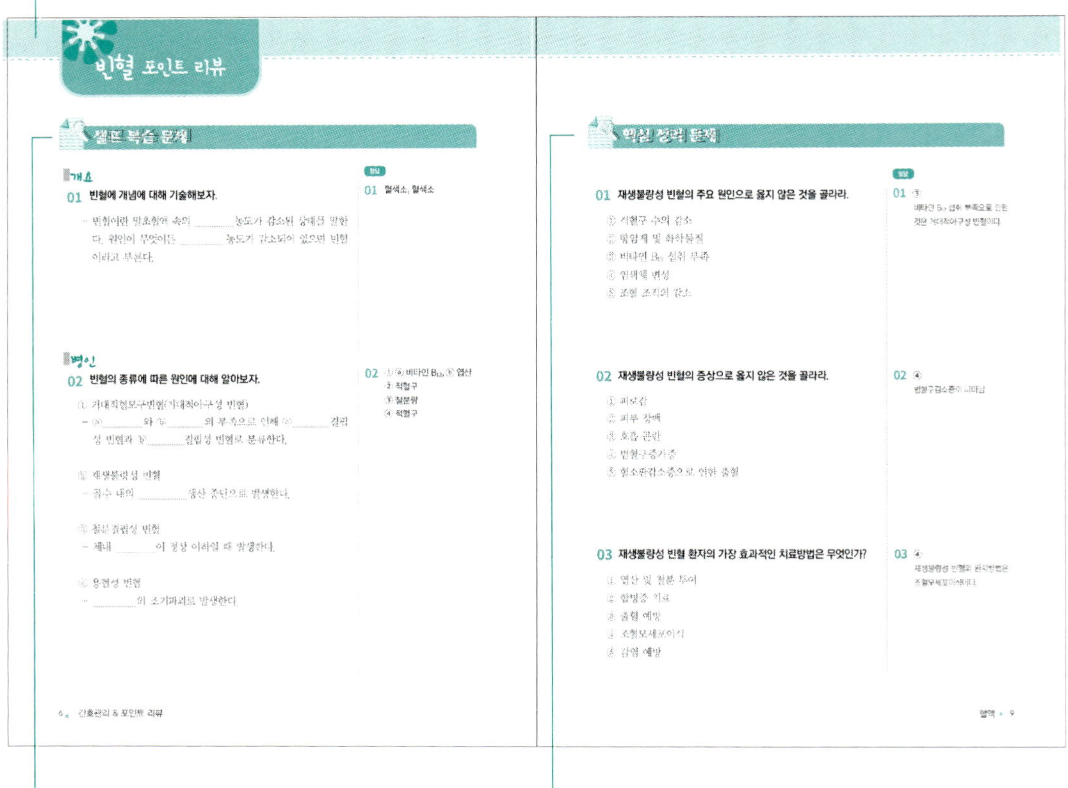

① 셀프 복습 문제

간단한 문답식 문제를 통해 간호관리에서 정리했던 내용을 다시 되새겨 복습하고 확실하게 기억할 수 있도록 하였다.

② 핵심 정리 문제

실제 시험 문제에 출제되었던 문제들의 요점만을 모아 질환별로 재구성했다. 핵심정리된 문제를 풀면서 지금까지 공부해왔던 내용을 다시 한 번 점검해볼 수 있으며 국시에도 대비할 수 있다.

차례 포인트 리뷰

포인트 리뷰

결합조직

류마티스 관절염 간호관리

1. 병태생리로 보는 류마티스 관절염

류마티스 관절염이란 만성으로 경과하는 원인불명의 만성, 진행성, 전신성 자가면역질환이다. 인구의 0.3~0.8%에서 발병하고 여성에게 많이 나타난다. 결합조직 질환 중에서 가장 많이 나타난다.

병 인	• 원인은 명확하지 않으나 유전적 소인이나 바이러스, 면역학적 이상 등이 거론되고 있다. _ 유전인자 : HLA-DR 다형 _ 환경인자 : 바이러스 감염
병 태	• 염증으로 인한 국소 발열을 동반하는 관절 종창과 압통 발생 • 윤활막의 섬유모세포(B형 윤활막세포) 증식 • 사이토카인이 직접 연골세포, 골모세포, 파골세포에 작용하여 뼈와 연골이 파괴됨 • 관절의 변형이 나타남
증 상	**관절 증상** • 1시간 이상 지속되는 조조강직 • 자발통, 운동통 • 압통, 종창 • 손목, 발 관절 변형(단춧구멍 변형, 백조목 변형 등) • 대칭적 증상 **관절 외 증상** • 피하결절 • 간질폐렴, 폐섬유증, Caplan 증후군 • 쇼그렌 증후군, 건조성 각막결막염 • 수근관/손목굴 증후군, 다발성단일신경염/다발홑신경염 • 빈혈

진 단 및 검 사	**진단** • 방사선 검사, X-선 검사 **검사소견** • 백혈구수 정상, 혈소판 증가 • ESR 및 CRP 증가 • 혈청보체가 상승 • 류마티스인자 검사 양성 • 관절액의 점성도 저하, 혼탁, 세포 수 증가, 당 감소, 단백질 증가

치 료	**약물요법** • 비스테로이드성 항염증제 • 항류마티스제 • 부신피질스테로이드 • 아스피린 • 진통제 • 항말라리아제 **운동·안정요법** • 수동적 ROM • 등척성 운동 • 관절 휴식 및 보호 • 급성기에는 절대 안정 **수술요법** • 활막절제술 • 관절형성술 • 관절고정술 • 인공관절 대치술 **물리치료** • 열·냉 요법 • 마사지 • 파라핀욕

2. 류마티스 관절염의 간호중재

간호문제	간호진단	간호목표
• 관절염 유무와 정도 • 마비와 경직의 유무 • 스테로이드 약물의 부작용의 유무와 정도(골다공증, 대퇴골두 괴사, 압박 골절) • 통증	• 통증으로 인한 안위 변화	• 통증 등의 증상이 완화되고 고통이 완화된다. • 통증 완화 방법을 습득하고 적절하게 실행할 수 있다.
• 통증, 권태감, 피로감, 불면증	• 통증으로 인한 수면 장애	• 양과 질 모두 충족한 휴식을 취할 수 있도록 한다. • 활동과 휴식의 균형에 대해 이해하고 적절하게 휴식을 취할 수 있다
• 관절 가동 범위 축소 • 근력 저하 • 변형, 경직 • 스테로이드 약물의 부작용	• 관절 및 전신 증상에 따른 운동장애	• 최대한의 근력과 관절 가동역을 유지한다. • 경직 등을 일으키지 않는다. • 관절 가동 범위가 축소되지 않는다. • 근력을 저하시키지 않는다.

간호수행

1. 통증 완화

- 냉찜질·온찜질을 하고, 보온 등으로 실내 온도를 조절하고,처방에 의한 진통제, 찜질 등을 사용한다.
- 체위나 자세의 연구와 필요 시 서포터, 붕대 등으로 관절을 보호 또는 고정한다
- 넘어짐이나 외상 예방에 주의하고, 표준 체중을 유지하도록 한다.
- 통증이나 약물에 대한 적절한 지식을 알고 있는지 확인한다.
- 조조강직 시에는 온수로 목욕하거나 강직 부위를 따뜻한 물에 담근다.

2. 충분한 수면과 휴식

- 진통제나 찜질 등으로 통증을 완화시키고, 숙면할 수 있는 환경을 조성하며, 수면제는 처방에 의해 사용한다.
- 균형 잡힌 식사(단백질, 철분, 비타민 C가 부족하지 않도록 함)를 하도록 하고,다음 날에 피로하지 않을 정도의 운동을 권장한다.
- 급성기에는 절대 안정을 취하게 하고 관절 휴식 및 보호에 힘쓴다.

3. 정상적인 관절 운동

- 급성기에는 수동적 ROM, 등척성 운동을 시행한다.
- 운동 전에 온찜질 및 뜨거운 물로 샤워를 하도록 한다.
- 활동 능력에 따라 보조 도구 및 간호 도구를 사용하고, 물리 치료사 등과 연계하고, 약물 요법과 병행하여 각 단계에 따른 재활을 실시한다.
- 골다공증 예방의 필요성에 대한 인식을 확인시킨다.

류마티스 관절염 포인트 리뷰

셀프 복습 문제

개요

01 류마티스 관절염에 대해 간략히 기술해보자.

– 류마티스 관절염이란 ___________ 내의 결합조직 염증성 변화가 만성으로 경과하는 원인불명의 전신성 염증성 질환이다. 인구의 0.3~0.8%에서 발병하고 30~50대 ______에게 많이 나타난다. 결합조직 질환 중에서 가장 많이 나타난다.

원인

02 류마티스 관절염의 원인으로 옳은 것을 모두 골라보자.

① 자가면역기전
② 유전적 소인
③ 관절 연골의 마모

증상

03 류마티스 관절염의 증상을 나열해보자.

① 초기 증상: ______, ______, __________, ______________
② 1시간 이상 지속되는 ______________
③ ________, ______의 변형
④ 안구건조: _______ 증후군
⑤ __________ 결절
⑥ 사이질폐렴, 폐섬유증
⑦ 빈혈

정답

01 활막 관절, 여성

02 ①, ②
* ③ 관절 연골의 마모 및 파열은 퇴행성 관절염의 원인이다.

03 ① 발열, 피로, 체중감소, 근골격계 전신 통증
② 아침의 강직 증상 (조조강직)
③ 손목, 발
④ 쇼그렌
⑤ 류마티스성

치료 및 간호

04 치료 및 간호

① 수술 : ___________, _______ 이식, ____________

② 약물치료 : 아스피린, NSAIDs, 스테로이드, 면역억제제, 진통제, 항류마티스제, 항말라리아제

③ 급성기에는 __________을 취하게 하고 관절 휴식 및 보호에 힘쓴다(__________, __________ 시행).

④ 물리치료 : __________, __________, ____________, _______

⑤ 조조강직 시에는 __________에 통증 부위를 담그거나 목욕을 하도록 한다.

⑥ 하루 4~5회 _________을 실시한다.

⑦ 관절 보호를 위해 _______ 등의 크고 강한 근육을 사용한다.

정답

04 ① 활막절제술, 관절, 인공관절 대치술
③ 절대 안정, 수동적 ROM, 등척성 운동
④ 열 · 냉 요법, 마사지, 파라핀욕, 운동
⑤ 따뜻한 물
⑥ 관절 운동
⑦ 손바닥

핵심 정리 문제

01 류마티스 관절염의 특징으로 옳은 것은?

① 1시간 이내로 사라지는 조조강직
② 관절의 비대칭적인 부종
③ 다발성으로 일어난다.
④ 노인에게서 호발한다.
⑤ 체중부하가 많은 관절에 발생한다.

02 류마티스 관절염 환자의 무릎관절강 내에 스테로이드를 투여하는 일차적 목적으로 옳은 것은?

① 염증 치료
② 통증 완화
③ 기형 예방
④ 강직 완화
⑤ 관절 유연성

03 류마티스 관절염에 대한 설명으로 옳지 않은 것은?

① 자가면역기전에 의한 진행성 전신질환이다.
② 아침 강직이 1시간 이상 지속된다.
③ 활막 절제술, 관절 이식 등의 치료법이 있다.
④ 증상이 좌우 대칭으로 나타난다.
⑤ 활동 시 뼈에서 소리가 난다.

정답

01 ③
* 류마티스 관절염에서는 1시간 이상 지속되는 조조강직, 다발성이고 대칭적인 관절부종이 나타난다. ②, ④, ⑤는 골관절염(퇴행성관절염)의 특징이다. 류마티스 관절염은 골관절염에 비해 젊은 층에서 발병하고, 정상 체중 및 저체중에서 호발한다.

02 ①
부신피질스테로이드는 항염증 작용이 우수하여 소량 투여로 염증 및 통증을 경감시키는 효과가 있다.

03 ⑤
뼈에서 소리가 나는 것은 골관절염의 경우이다.

04 류마티스 관절염 환자에게서 볼 수 있는 진단 결과로 옳은 것은?

① ESR 수치 감소
② 혈청 요산 상승
③ 류마티스 인자 양성
④ CRP 음성
⑤ 활액에서의 백혈구 감소

정답

04 ③

* ESR 항진, 류마티스 인자 양성, CRP 상승, 활액에서의 백혈구(중성구) 증가는 류마티스 관절염의 임상증상이다. 혈청요산 상승은 통풍의 증상이다.
* ESR이 증가하는 것은 염증반응의 진행을 의미한다. ESR 감소는 급성기를 지났음을 시사하는데 이때부터는 운동이 가능하다.

05 류마티스 관절염의 재활기 간호에 대한 설명으로 옳지 않은 것은?

① 만성기에는 관절변형을 최소화하기 위해 수동적 ROM운동을 실시한다.
② 큰 근육과 관절 위주로 관절가동범위 운동을 시행한다.
③ 활동과 휴식의 균형을 유지하여 관절에 무리가 가지 않게 한다.
④ 통증 및 기형 감소를 위해 부목을 적용한다.
⑤ 통증완화를 위해 관절강 내에 스테로이드를 투여한다.

05 ①

급성기에는 수동적 ROM운동을 시행하고 절대안정을 취하도록 한다.

06 류마티스 관절염 환자가 통증이 심해서 운동이 불가능할 때의 간호중재는?

① 최대한 움직이지 않고 휴식을 취하도록 한다.
② 진통제를 투여하여 통증을 줄여준다.
③ 통증을 참고 미세한 근육을 사용하여 운동하도록 한다.
④ 운동 전에 따뜻한 물로 찜질하거나 샤워를 하도록 한다.
⑤ 운동 후에는 충분한 휴식을 취하도록 한다.

06 ④

관절이 뻣뻣하여 통증이 심하므로 운동 전에 온찜질을 해야 한다. 진행성 염증이 있는 경우에 온찜질을 하면 염증이 악화되므로 의사와 상의하도록 한다.

전신홍반루푸스(SLE) 간호관리

1. 병태생리로 보는 전신홍반루푸스(SLE)

이 질환은 유전적 소인을 배경으로 호르몬 이상이나 바이러스 감염 등이 원인이 되어 항핵항체 등의 다양한 자가항체를 생산함으로써 발생하는 만성 염증성 질환이다. 결합조직질환 중에서도 현저하게 다양한 장기병변을 나타낸다.

병 인	• 유전소인 – 특정 HLA항원(HLA-DR2, DR15, DQW3 등)과의 관련성 • 환경인자 – 스트레스, 감염성 병원체, 염증유발 식사, 자외선, 약물 등의 외적인자 • 성호르몬(특히 에스트로겐)

병 태	• 자가항체의 직접 작용과 자가항체에 의해 형성되는 면역복합체의 조직침착이 병태의 중심 • 그 밖에 자가반응성 T세포(Ⅳ형 알레르기)도 관여한다.

증 상	• 전신증상 – 피로감, 전신권태감, 발열, 체중감소 • 관절·근육증상 – 무균성 골두괴사 • 피부증상 – 뺨과 코 주위의 **나비형 홍반** – 원반모양 루푸스 – 광선과민증 – 구강내 궤양 – Raynaud 현상 – 그물울혈반 – 탈모

증 상	• 신장증상 – 혈뇨, 단백뇨, 소변량 감소, 신증후군 • 중추신경증상 – 정신증상(우울증, 불안, 인식장애, 환상 등), 경련, 뇌혈관장애 • 심폐기능 및 혈관장애 – 심내막염, 심외막염, 간질폐렴, 고혈압증 • 혈액 – 범혈구감소(백혈구, 혈소판 감소) – 면역글로불린 증가 – 적혈구침강속도(ESR) 증가 – 보체 감소

진 단 및 검 사	**검사소견** • 말초혈액 – 약 80%의 증례에서 빈혈이 나타남 – 자가면역 용혈빈혈이 10~20%로 속발하며 정상 적혈구빈혈이 나타남 • 소변 – 단백뇨, 현미경적 혈뇨 • 면역학적 검사 – 항핵항체는 대부분의 SLE 증례에서 나타난다. – LE cell 현상은 약 70%에서 나타난다. – 20~30%에서 매독혈청반응이 거짓 양성

치 료	**약물요법** • 부신피질스테로이드제 • 면역억제제 • 진통제 • NSAIDs

2. 전신홍반루푸스(SLE)의 간호중재

간호문제	간호진단	간호목표
• 감염 징후 • SLE활동성(관절염, 말초 신경장애 등의 유무, 정도) • 통증, 피로감 • 수면곤란	• 안위변화 • 수면장애	**고통 완화로 수면 부족 해소** • 고통이 개선된다. • 활동과 휴식의 균형을 잡을 수 있다. • 수면 부족의 해소로 체력이 회복된다.
• 홍반, 피부 발진 • 출혈 경향 • 발열	• 피부 증상과 감염의 위험 증가	**피부 증상 완화** • 피부의 염증 증상이 개선된다. • 상처를 악화시키지 않고 유지 및 개선하는 방법을 익힐 수 있도록 한다.
• 과잉 불안, 의욕 저하 • 활동량, 자기 관리의 하락	• 자기 관리 저하 (자가간호결핍)	**일상 활동 회복** • 일상생활을 계획하여 주체적으로 생활할 수 있다. • 안전한 자기 관리를 습득할 수 있다.

간호수행

1. 고통 완화로 수면 부족 해소

- 발열 시 냉찜질을 실행한다.
- 질병의 활동성이 가라앉으면 증상은 개선되는 것임을 설명하여 안심시키고, 영양가가 높은 식사를 섭취하도록 하고 수분 섭취를 권고한다.
- 손 씻기, 양치질, 청결유지 등 감염 예방 방법에 대해 설명하고, 환자가 편안하게 수면을 취할 수 있는 환경을 조성하며, 규칙적인 생활을 하도록 교육한다.

2. 피부 증상 완화

- 자외선 노출 등의 스트레스 근원을 피하기 위하여 침대는 창문 쪽을 피하고 형광등도 장시간 켜지 않도록 주의한다.
- 추위에 노출되지 않도록 한다.
- 궤양 형성시의 소독, 약제 도포 등의 처치, 보온·청결 유지에 힘쓰고, 치료에 의한 개선을 설명하며, 의욕을 갖도록 한다.
- 일광 과민증이 있는 경우 긴 소매 착용을 장려하고 자외선 차단제나 챙이 넓은 모자를 사용하게 한다.
- 처방 없이는 머리 염색약 사용을 하지 않도록 한다.

3. 일상 활동 회복

- 근력 회복을 위한 운동을 하도록 하고(관절운동범위, 근육강화 운동), 통증 등이 있는 경우에는 처방에 의해 투약한다.
- 급성기를 벗어나면 체력회복에 노력하여 조금씩 생활을 재정비하도록 권장하고, 자기 관리 습득에 방해가 되는 것을 파악하여 해결 방법을 함께 의논한다.
- 안구 합병증 예방을 위해 6개월마다 안과 검진을 받도록 한다.

전신홍반루푸스(SLE) 포인트 리뷰

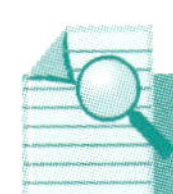

셀프 복습 문제

개요

01 전신홍반루푸스에 대해 간략히 기술해보자.

– 전신홍반루푸스는 유전적 소인을 배경으로 ______ 이상이나 __________ 감염 등이 원인이 되어 항핵항체 등의 다양한 __________를 생산함으로써 발생하는 만성 염증성 질환이다. 결합조직질환 중에서도 현저하게 다양한 장기병변을 나타낸다.

02 전신홍반루푸스와 갑상샘질환, 류마티스 관절염의 공통점은 무엇인가?

원인

03 전신홍반루푸스의 원인으로 옳은 것을 모두 골라보자.

① 자가면역기전 ② 바이러스 ③ 유전적 요인
④ 호르몬 ⑤ 약물 ⑥ 자외선
⑦ 스트레스 ⑧ 임신

증상

04 전신홍반루푸스의 증상에 대해 기술해보자.

① 관절 증상 : 손발의 _______, _______, _______
② 피부 증상 : 뺨과 코 주위의 _____모양 홍반, _______ 현상
③ 심폐 증상 : 심내막염, 심근염, 심낭염
④ 신장 증상 : _______, _______, ________ 감소
⑤ _______ 감소증, ESR 증가, ___________ 증가, 빈혈, 감각이상, 광선과민증, 운동장애 등
⑥ ______________(20~40대)에게 호발

정답

01 호르몬, 바이러스, 자가항체

02 자가면역질환

03 ①, ②, ③, ④, ⑤, ⑥, ⑦, ⑧

04 ① 관절염, 관절통, 근육통
② 나비, 레이노
④ 혈뇨, 단백뇨, 소변량
⑤ 범혈구, 면역글로불린
⑥ 가임기의 젊은 여성

치료 및 간호

05 전신홍반루푸스의 치료 및 간호

① 진통제, 면역억제제, 국소 스테로이드, NSAIDs 등을 투여한다.

② 증상이 사라져도 처방 없이는 ___________ 복용을 중단하지 않도록 한다.

③ 발열 시에는 ________을 실시한다.

④ 바이러스나 박테리아, 감염 환자 등과의 접촉을 피하여 ________을 예방한다.

⑤ 자외선 차단제, 모자, 햇빛 가리개, 긴 소매 옷 등을 사용하여 ________을 차단한다.

⑥ 머리 염색은 제한하고 ________에 자극이 가지 않도록 한다.

⑦ 망막증의 합병증을 예방하기 위해 _________마다 안과 검진을 받도록 한다.

⑧ ________에 노출되지 않도록 한다.

⑨ 스트레스를 받지 않도록 하고 충분한 휴식과 규칙적인 생활을 하도록 한다.

⑩ ___________을 위한 적절한 운동을 하도록 한다

정답

05 ② 스테로이드
③ 냉찜질
④ 감염
⑤ 자외선
⑥ 피부
⑦ 6개월
⑧ 추위
⑩ 근력 회복

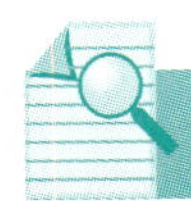

핵심 정리 문제

01 전신홍반루푸스의 증상에 대한 설명 중 옳지 않은 것은?

① 뺨과 코 주변에 나비형 홍반이 나타난다.
② 혈뇨나 단백뇨 등 신장 증상이 나타난다.
③ 피로감, 발열, 체중감소 등의 전신증상이 나타난다.
④ Raynaud 현상이 나타난다.
⑤ 주로 남성에게서 발병한다.

정답

01 ⑤
전신홍반루푸스(SLE, 전신성 홍반성 낭창)주로 젊은 여성에게서 발병하는 만성 자가면역 질환이다.

02 전신홍반루푸스 환자에 대한 간호 내용으로 옳지 않은 것은?

① 감염된 사람과의 접촉을 피한다.
② 추운 곳에 노출되지 않도록 한다.
③ 임의적으로 스테로이드 투약을 중지하지 않도록 한다.
④ 비타민 D 합성을 위해 피부를 햇빛에 자주 노출시킨다.
⑤ 안구 합병증 예방을 위해 6개월마다 안과 검진을 받는다.

02 ④
자외선 차단제, 챙이 넓은 모자, 소매가 긴 옷 등으로 햇빛을 차단하도록 한다.

03 전신홍반루푸스의 진단 증상으로 옳은 것은?

① 백혈구 수치 감소
② 보체 증가
③ 면역글로불린 감소
④ ESR 감소
⑤ 소변량 증가

03 ①
전신홍반루푸스에서는 범혈구(백혈구, 혈소판) 감소, 보체 감소, 면역글로불린 증가, ESR 증가, 혈뇨, 단백뇨, 소변량 감소 등의 증상이 나타난다.

피부경화증(SSc) 간호관리

1. 병태생리로 보는 피부경화증(SSc)

피부경화증에는 전신이 침범당하는 전신경화증과 신체의 일부분만이 딱딱하게 되는 국한피부경화증이 있다. 피부경화증은 피부 · 폐 · 심장 · 신장 · 소화기 등의 내장의 섬유화와 혈관장애를 주체로 하는 질환으로서 자가면역에 의한 것으로 추정되고 있다.

병 인	• 자가면역·세포성장인자·사이토카인·콜라겐 대사·유전자·혈관장애 등의 관여

병 태	• 병변이 있는 피부에는 섬유모세포가 있으며 여기에서 콜라겐 생산이 항진된다. • 콜라겐량의 증가, 콜라겐 mRNA 레벨 상승, 콜라겐 유전자 조절 영역 활성화 등이 확인된다.

증 상

피부증상
- 피부경화
- 손가락 끝의 궤양
- 미만성 색소침착
- 혀유착증
- 모세혈관 확장, 석회화 등

혈행장애
- 피부궤양·괴저
- Raynaud 현상

소화관 병변
- 역류성 식도염
- 흡수불량증후군
- 구토, 설사

심혈관 병변
- 운동 시 호흡곤란
- 심계항진

신장 병변
- 경화성 신장염

진 단 및 검 사	• 혈액학적 소견 – 약 90%에서 항핵항체가 보임 – 빈혈 – 혈장레닌 활성도 상승 • 흉부 X-선·CT • 심전도 검사 • 상부 소화관 조영 • 신장기능 검사 • 피부생검

치 료	**기초치료** • 부신피질스테로이드제 • D-페니실라민 **대증요법** • 약물요법 : 혈관확장제, 비타민 E 제제, 프로스타글란딘 제제, 칼슘길항제 등 사용 • 생활지도 : 한랭자극 제거, 흡연 금지, 혈행 개선작용이 있는 보습제 사용 등

2. 피부경화증의 간호중재(SSc)

간호문제	간호진단	간호목표
•레이노 현상 •피부 색조의 일시적 변화 •냉감, 마비감	•레이노 현상에 의한 손의 저림, 통증	**레이노 현상 완화** •레이노 현상 출현이 줄어든다. •스스로 예방 수단을 행하여 정도를 경감시킬 수 있다. •레이노 현상에 의한 손의 마비와 고통을 줄일 수 있다.
•신체 움직임 시의 호흡 곤란, 기침 •호흡 수, 심박수의 상승 •피로감의 호소	•호흡 장애에 의한 신체 활동 어려움	**호흡 기능 회복** •호흡 장애를 배려하면서 필요한 활동을 할 수 있다. •안정 시에는 호흡 곤란, 피로감이 없어진다.
•속쓰림 •연하 곤란 •구강 내 건조, 타액의 부족 •식욕 저하	•연하 장애에 의한 속쓰림, 식욕 저하	**연하장애 해소** •연하 장애의 대처법을 이해하고 적절한 식사 섭취량을 유지할 수 있다. •속쓰림, 연하곤란이 완화되고 식욕이 증진된다.
•피부의 부종 •손가락의 경직 •물건을 잡기 어려움	•피부 장애, 관절 증상에 의한 일상생활 지장 및 피부 감염 위험	**피부 장애 제거** •피부의 위축이나 경화가 진행되지 않는다. •안락한 생활을 할 수 있도록 돕는다. •피부 손상 부분이 치유된다. •환자가 피부의 손질과 감염 예방 행동을 할 수 있다. •피부의 손상부에 감염 증후가 없도록 한다.

간호수행

1. 레이노 현상 완화

- 병실 온도를 20℃ 이상으로 일정하게 유지하고, 검사 및 처리를 위해 이동하는 경우에는 보온을 위한 의류를 착용한다.
- 손발의 순환을 돕기 위하여 마사지를 실시한다.
- 손발의 청결과 보온을 유지하며, 한랭 자극을 적극적으로 피한다 (냉수 사용 금지, 방한복 및 장갑 착용).
- 필요 시 처방에 의한 혈행 개선제를 사용한다.
- 흡연을 금한다.

2. 호흡 기능 회복

- 호흡 곤란을 완화시키는 체위를 취해준다(세미 파울러 체위).
- 필요시 처방에 의한 산소를 흡입하도록 한다.
- 복식 호흡과 기침 및 가래를 효과적으로 배출하는 방법, 양치질과 구강 관리법을 교육한다.

3. 연하장애 해소

- 소화가 잘되고 삼키기 쉬운 음식으로 식사하도록 한다.
- 1회 식사량을 줄이고 섭취 횟수를 4~6회로 늘린다.
- 식후 2시간은 좌위를 취하고, 누울 때는 세미 파울러 체위를 취하도록 한다.
- 자극적인 음식은 금하고 음식을 천천히 잘 씹어서 먹도록 한다.

4. 피부 장애 제거

- 관절의 경직을 완화하기 위해 손발의 굴신 운동을 적당히 행하고, 하루에 여러 번, 말초 부분에서 중심 부분을 향해 마사지를 수행한다.
- 보습 연고나 크림을 발라 피부 건조를 방지하고, 양치질로 구강 내를 청결하게 유지한다.
- 배설 시 물로 세척하여 생식기를 청결하게 유지한다.
- 피부 궤양이 발견되면 즉시 의사와 상담하여 치료를 요청한다.

피부경화증(SSc) 포인트 리뷰

셀프 복습 문제

개요

01 피부경화증에 대해 간략히 기술해보자.

① 피부경화증에는 전신이 침범당하는 ___________과 신체의 일부분만이 딱딱하게 되는_________이 있다.

② 피부경화증은 피부·폐·심장·신장·소화기 등의 내장의 섬유화와 혈관장애를 주체로 하는 질환으로서 ________에 의한 것으로 추정되고 있다.

증상

02 피부경화증의 증상에 대해 기술해보자.

① 피부증상 : _________, _____________, ___________, _________, ___________

② 혈행장애 : _________ 및 ______, _______ 현상

③ 소화관 병변 : __________, __________

④ 신장 병변 : 경화성 신장염

정답

01 ① 전신경화증, 국한피부경화증
② 자가면역

02 ① 피부경화, 손가락 끝의 궤양, 미만성 색소침착, 혀유착증, 모세혈관 확장 등
② 피부궤양, 괴저, 레이노
③ 역류성 식도염, 흡수불량 증후군

치료 및 간호

03 피부경화증의 치료 및 간호에 대해 기술해보자.

① 치료

a) 기초치료: ______________, ___________ 등의 약물을 사용한다.

b) 대증요법: 약물요법으로 ___________, ___________, ____________, _________ 등을 사용한다.

② 간호

a) ________ 현상 완화를 위해 병실 온도를 _____℃ 이상으로 일정하게 유지한다.

b) 손발의 순환을 돕기 위해 _______를 실시한다.

c) 필요 시 처방에 의한 ___________를 사용한다.

③ 호흡 곤란을 완화시키는 _________ 체위를 취해준다.

④ 땀이 날 때에는 지시된 처방에 의한 _________을 하거나 ________를 투약한다.

정답

03 ① a) 부신피질스테로이드제, D-페니실라민
b) 혈관확장제, 비타민E 제제, 프로스타글란딘 제제, 칼슘길항제
② a) 레이노, 20
b) 마사지
c) 혈행 개선제
③ 세미 파울러
④ 냉찜질, 해열제

핵심 정리 문제

01 피부경화증의 증상으로 옳지 않은 것은?

① 손가락 말단에 나타나는 궤양
② 혀 유착증
③ 역류성 식도염
④ 운동 시 호흡곤란
⑤ 안면부 나비형 홍반

02 피부경화증의 간호중재로 옳지 않은 것은?

① 소화가 잘되는 음식을 소량씩 자주 섭취하도록 한다.
② 식후 2시간 동안은 세미 파울러 체위를 취하도록 한다.
③ 필요시 처방에 따라 산소를 흡입하도록 한다.
④ 보습 연고나 크림을 발라 피부 건조를 방지한다.
⑤ 피부 궤양이 발견되면 즉시 의사에게 알린다.

03 피부경화증 환자에 대한 간호로 옳은 것은?

① 병실의 온도는 서늘하게 유지한다.
② 발한 시 온찜질을 적용한다.
③ 손발의 순환을 돕기 위해 마사지를 실시한다.
④ 식사 후 2시간 동안은 횡와위를 취한다.
⑤ 부상 방지를 위해 최대한 침상 안정을 취한다.

정답

01 ⑤
얼굴 및 코 부위의 나비형 홍반은 전신홍반루푸스의 증상이다.

02 ②
식후 2시간 동안은 좌위를 취하고, 누울 때 세미 파울러 체위를 취한다.

03 ③
① 병실 온도는 20°C 이상으로 유지하고 이동 시에는 보온을 위한 옷을 착용한다.
② 땀을 흘릴 경우에는 냉찜질 및 해열제 투약을 시행하고 청결한 옷으로 갈아입힌다.
④ 식사 후 2시간 동안은 좌위를 취한다.
⑤ 관절 경직을 완화하기 위해 손발의 굴신 운동을 적당히 하도록 한다.

다발근육염(PM), 피부근육염(DM) 간호관리

1. 병태생리로 보는 다발근육염(PM), 피부근육염(DM)

다발근육염(PM)이나 피부근육염(DM)은 모두 자가면역이 관여하는 근육염을 주체로 하는 질환이다. 근위근을 중심으로 골격근 염증이 발생되어 근육병증(근력저하, 근육위축)을 초래한다. DM/PM은 근육병증 중에서는 근육퇴행축에서 많이 나타나는데 유전성은 아니며 여성에서 많이 나타난다.

병 인	• 바이러스·세균이나 환경물질에 의한 환경인자 • 세포·체액면역의 이상 • 암 유전자 등의 내재성 유전자와 바이러스의 관여
병 태	• 근육 상해성 T 림프구의 생성 • 근골격근의 염증 • 다른 근육병증과 달리 근육통을 동반하는 것이 특징
증 상	• 근력저하, 근육통, 관절염, 관절통 • 연하곤란 • 발성장애, 호흡곤란 • 피부의 홍반(헬리오트로프 발진) : DM증상 • Gottron syndrome : DM 증상 • 다형 피부 위축증 • 악성 종양 • 레이노 현상
진 단 및 검 사	• 혈청검사(CK, aldolase, AST 등의 높은 수치) • 소변검사(크레아티닌의 관찰) • 흉부X-선 검사 • 심전도 검사

치 료	**일상생활지도** • 고단백, 고칼로리 식사 • 금연, 한랭대책 **약물요법** • 부신피질스테로이드 • 면역억제제

2. 다발근육염(PM), 피부근육염(DM)의 간호중재

간호문제	간호진단	간호목표
• 통증 부위, 정도	• 근육 장애로 인한 근육통, 관절통	**근육 통증 완화** • 일상생활 동작에 지장이 없을 정도로 통증을 줄일 수 있다.
• 보행 및 이동 동작의 변화 • 체위 변환이 어렵다. • 무거운 물건을 들 수 없다. • 의복 착탈이 어렵다.	• 근육 장애로 인한 근력 저하	**근력 회복** • 근력이 유지되고 신변의 일들을 할 수 있게 된다. • 이동 및 보행 시 낙상의 위험을 회피할 수 있다.
• 피부 홍반 • 레이노 현상	• 피부 증상에 의한 외관상의 변화	**피부증상 완화** • 일상생활 행동 중에서 피부 증상을 악화시키지 않도록 대처 행동을 취한다. • 외관상의 콤플렉스가 완화되도록 한다. • 질환을 이해하고 피부 증상이 악화되지 않도록 한다.
• 연하 곤란의 증상(질식, 목구멍의 아픔, 기침) • 식사 섭취량의 감소 • 체중 감소 • 수분 부족	• 연하 장애	**연하장애 해소** • 식사의 내용과 형태를 스스로 연구하여 안전하게 먹을 수 있도록 한다. • 연하장애 없이 음식을 섭취할 수 있다. • 1일에 필요한 식사 섭취량을 취할 수 있다.

간호수행

1. 근육 통증 완화

- 근육통, 관절통 때는 안정, 보온을 유지하고,
  안정을 유지할 수 있도록 환경을 정비한다.
- 지시된 처방에 의한 진통제, 해열제를 투여하고,
  환자에 맞는 안락한 체위를 연구한다.

2. 근력 회복

- 손이 닿는 범위 내에 의복과 세수 도구를 두고,
  필요에 따라 보조 도구를 이용하도록 교육한다.
- 근력 저하로 인한 기능 장애를 개선하기 위해 재활운동을 교육하고,
  보조 도구의 사용법을 설명한다.

3. 피부증상 완화

- 궤양 형성 부위에는 소독, 약물을 도포하고,
  직사광선에 노출되지 않도록 침대를 배치한다.
- 자극이 없는 비누, 샴푸, 화장품을 사용하도록 하고, 피부에 상처를 만들지 않는다.
  피부를 청결하게 유지하고 마사지 등을 행하여 혈액 순환을 원활하게 한다.
- 찬물을 사용하지 않으며, 추운 날에 외출할 때 장갑을 착용하고 보온에 노력한다.
  손톱을 짧게 자르지 않는다.

4. 연하장애 해소

- 염증이 심한 시기(발열, 전신 권태감, 식욕 부진 등)에는 총칼로리가 많은 음식물을 고려한다.
- 천천히 식사하는 습관을 들이도록 교육하고, 연하곤란의 징후에 대하여 설명한다.

다발근육염(PM), 피부근육염(DM) 포인트 리뷰

셀프 복습 문제

개요

01 PM 및 DM에 대해 간략히 기술해보자.

① 다발근육염(PM)이나 피부근육염(DM)은 모두 ________이 관여하는 근육염을 주체로 하는 질환이다.

② ______을 중심으로 골격근 염증이 발생되어 근육병증(근력저하, 근육위축)을 초래한다.

증상

02 PM 및 DM의 증상에 대해 기술해보자.

① 근력저하, 근육통, 관절염, 관절통, 연하곤란, 발성장애

② DM에서는 ________, 피부의 홍반(양쪽 위 눈꺼풀부위의 ________)이 특징적으로 나타난다.

③ 다형 피부 위축증

④ 악성 종양

정답

01 ① 자가면역
② 근위근

02 ② 고트론 증후군, 헬리오트로프 발진

치료 및 간호

03 PM 및 DM의 치료와 간호에 대해 기술해보자.

① 약물 요법: ______________, __________ 투여

② 생활지도: ________, _________ 위주의 식사를 권장한다.

③ 간호

a) ______을 유지할 수 있도록 환경을 정비한다.

b) __________ 유지를 위한 도움을 준다(청소, 탈의 등).

c) 안락한 체위를 연구한다.

d) 지시에 따라 ________, ________를 투여한다.

e) ____ 저하로 인한 기능 장애를 개선하기 위하여 ______을 지도한다.

f) 피부를 청결하게 유지하고 마사지 등을 행하여 _______을 원활하게 한다.

정답

03 ① 부신피질스테로이드, 면역억제제

② 고단백, 고칼로리

③ a) 안정

b) 신체의 청결

d) 진통제, 해열제

e) 근력, 재활운동

f) 혈액 순환

핵심 정리 문제

01 다발근육염 및 피부근육염에 대한 설명 중 옳지 않은 것은?

① 자가면역 문제로 발생한다.
② 근위근 중심으로 골격근 염증이 발생한다.
③ 여성에게서 많이 나타난다.
④ 세포·체액면역이 병인이다.
⑤ 유전성으로 발병한다.

정답

01 ⑤
유전성 질환은 아니다.

02 다음 중 피부근육염의 증상으로 옳지 않은 것은?

① 레이노 현상
② 헬리오트로프 발진
③ 그물울혈반
④ 관절염
⑤ 근력저하

02 ③
* 피부근육염의 증상으로는 얼굴과 눈꺼풀이 붉어지는 헬리오트로프 발진, 고트론 징후, 안구 운동 장애, 레이노 현상, 근력저하, 관절염, 연하곤란, 호흡곤란, 악성 종양 등이 있다. 그물울혈반은 결절다발동맥염의 증상이다.

03 다발근육염 및 피부근육염의 간호중재로 옳지 않은 것은?

① 처방된 진통제 및 해열제를 투여한다.
② 근력 저하 개선을 위해 재활운동을 교육한다.
③ 세정 시 차가운 물을 사용하지 않도록 한다.
④ 최대한 직사광선을 많이 쬐도록 한다.
⑤ 염증이 심한 시기에는 칼로리가 높은 음식을 권한다.

03 ④
피부자극을 피하기 위해 자외선 노출을 피하고 자극이 없는 비누나 화장품을 사용하도록 한다.

쇼그렌 증후군 간호관리

1. 병태생리로 보는 쇼그렌 증후군

쇼그렌(Sjögren) 증후군은 타액선(침샘)과 누선(눈물샘)을 비롯한 외분비선에 만성 염증을 초래하는 질환이다. 40~50세 전후의 중년 여성에게서 많이 발생하며, 남녀비는 1:9~20이다.

병 인	• 외분비선의 염증 • 장기장애

병 태	• 만성적인 염증의 결과, 침과 눈물이 감소되어 건조 증상을 호소 • 타액선과 누선을 비롯한 외분비선에 만성 염증 초래

증 상	**외분비선의 염증에 의한 선증상** • 눈건조 증상 • 구강건조증상 • 콧속이나 기도점막의 건조 • 위액의 분비저하 **그 외 장기장애에 의한 선외증상** • 관절염(류마티스 관절염과는 달리 골 침식은 없다) • Raynaud 현상 • 간질폐렴 • 신뇨세관성 산증 • 만성 간염이나 원발성 담즙성 간경화증 동반 • 림프절 종창 • 악성 종양이 약 5%로 동반됨(대부분 악성 림프종)

진 단 및 검 사

안과적 검사

- Schirmer 시험
- 로즈벵갈 시험
- 누선/눈물샘 생검

구강 검사

- 침 분비량 측정검사
- 타액선/침샘 조영법
- 순선/입술샘(타액선) 생검

혈액 검사

- 가벼운 빈혈, ESR 항진
- 고아밀라제혈증
- 자가항체 : 류마티스인자가 보이고 항핵항체의 양성율도 높다.

γ-글로불린의 고도 증가

치 료

증상이 선증상에 국한되는 경우 : 대증요법이 기본

선외증상이 있는 경우

- 스테로이드 적응

결합조직 질환을 동반한 경우

- 면역억제제 사용

눈의 건조

- 인공눈물 점안
- 눈물점 마개 삽입
- 안구건조 보호용 안경 사용

구강 건조

- 염산 세비메린 경구투여
- 수분 섭취, 인공 타액 등으로 증상 개선

2. 쇼그렌 증후군의 간호중재

간호문제	간호진단	간호목표
• 염증에 의한 안위변화	• 건조증상이나 관절통 등으로 인한 통증	• 고통의 증상을 완화할 수 있다.
• 구강의 통증 혹은 불쾌감 • 설태, 구강건조증, 구내염, 구취	• 타액 분비저하에 의한 구강점막 손상	• 구강내 건조상태의 완화 및 구강점막의 정상화
• 면역억제, 조직손상	• 면역기능의 저하, 구강내 건조, 스테로이드제 치료에 의한 감염 위험성	• 감염예방에 대한 실시를 한다.

간호수행

1. 고통의 증상 완화

- 전신증상, 건조증상, 발현증상을 관찰하고, 실내의 온도와 습도를 조절한다.
- 직사광선이나 눈의 피로를 피한다.
- 필요 시 점안약, 점비약, 인공타액 약을 제공한다.

2. 구강내 건조상태 완화 및 구강점막 정상화

- 양치질, 구강관리를 실시한다.
- 궤양형성부위에 연고를 사용한다.

3. 감염 예방 실시

- 발열의 유무를 관찰하고, 구강점막이나 잇몸의 발적, 팽창, 통증을 관찰한다.
- 손씻기, 양치질, 구강관리를 철저히 한다.
- 검사 데이터 (백혈구, 과립구, CRP, 혈당수치, 세균검사, 흉부 X-선 검사)의 확인과 기침, 천식, 폐잡음 등 호흡기 감염증의 유무를 관찰한다.

쇼그렌증후군 포인트 리뷰

셀프 복습 문제

개요

01 쇼그렌 증후군에 대해 간략히 기술해보자.

① 쇼그렌(Sjögren) 증후군은 침샘과 눈물샘을 비롯한 ________에 만성 염증을 초래하는 질환이다.

② 40~50세 전후의 ________에게서 많이 발생하며, 남녀비는 1:9~20이다.

정답

01 ① 외분비선
② 중년 여성

증상

02 쇼그렌 증후군의 증상에 대해 기술해보자.

① 외분비선의 염증에 의한 선증상

– ____________, __________, ____________, ____________

② 그 외 장기장애에 의한 선외증상

a) 관절염, ____________ 현상, 간질폐렴, 신뇨세관성 산증

b) ________이나 ________________ 동반

c) ________ 종창

d) __________이 약 5%로 동반됨(대부분 악성 림프종)

02 ① 눈건조 증상, 구강건조, 기도점막 건조, 위액 분비저하
② a) 레이노(Raynaud)
b) 만성 간염, 원발성 담관간경화증
c) 림프절
d) 악성 종양

치료

03 쇼그렌 증후군의 치료에 대해 기술해보자.

① 선증상에 국한되는 경우에는 __________이 기본이다.

② 선외증상이 있는 경우 ____________ 적응

③ 결합조직 질환을 동반한 경우 _________를 사용한다.

03 ① 대증요법
② 스테로이드
③ 면역억제제

간호

04 쇼그렌 증후군의 간호 관리에 대해 기술해보자.

① ______증상, ______증상, ______증상을 관찰한다.
② 실내의 ______와 ______를 조절한다.
③ __________이나 눈의 피로를 피하고 필요시에는 ______, ______, __________을 제공한다.
④ ______의 유무를 관찰한다.
⑤ ________, ________, __________를 철저히 한다.

정답

04 ① 전신, 건조, 발현
② 온도, 습도
③ 직사광선, 점안약, 점비약, 인공타액약
④ 발열
⑤ 손 씻기, 양치질, 구강관리

핵심 정리 문제

01 쇼그렌 증후군에 대한 설명으로 옳지 않은 것은?

① 내분비선에 만성 염증을 초래한다.
② 40~50세의 중년 여성에게 많이 발생한다.
③ 외분비선 염증에 의한 선증상과 장기 장애에 의한 선외증상이 있다.
④ 눈이나 구강의 건조증상이 나타난다.
⑤ 악성 종양 동반이 없다면 예후는 비교적 양호하다.

정답

01 ①
외분비선에 염증을 초래하는 질환이다.

02 쇼그렌 증후군의 증상에 대해 옳지 않은 것은?

① 콧속이나 기도점막의 건조
② 골 침식을 동반한 관절염
③ 레이노 현상
④ 신뇨세관성 산증
⑤ 악성 림프종

02 ②
류마티스 관절염과는 달리 골 침식은 나타나지 않는다.

03 쇼그렌 증후군의 간호중재에 대한 설명으로 옳지 않은 것은?

① 직사광선을 피해 눈의 피로를 줄인다.
② 점안액, 인공타액 등을 제공한다.
③ 구강을 건조하게 관리한다.
④ 감염 예방을 위해 양치질 등 구강관리를 철저히 한다.
⑤ 궤양이 생긴 부위에 연고를 사용한다.

03 ③
수분 섭취, 인공 타액 등으로 구강 건조 증상을 개선시킨다.

결절다발동맥염 간호관리

1. 병태생리로 보는 결절다발동맥염

혈관염은 혈관의 염증과 손상을 특징으로 하는 임상적 병리과정이다. 결절다발동맥염은 혈관염 증후군의 한 가지로, 결합조직 질환 혈관염의 대표적 질환이다. 원인은 명확하지 않다. III형 알레르기의 관여가 시사되어 왔지만 구체적인 항원에 관해서는 아직 명확하지 않다.

병 인	• 50~60대에 많이 발생하며 남녀 발생비율은 거의 비슷하다. • 원인은 명확하지 않음 • 악성 종양(유모세포성 백혈병 등), 약제(페니실린계, 설파제), 감염증(특히 B형 간염 바이러스) : 항원 복합체를 형성하여 혈관 내피에 침착한 후 혈관염으로 진행함

병 태	• 괴사 혈관염 • 소, 중형 혈관의 침범 • 혈관벽 전층에 걸쳐 섬유소성 변성과 괴사가 발생 • 혈관 주위의 조밀한 세포 침윤 • 새로운 염증과 오래된 염증의 혼재

증 상	**비특이적 증상** • 전신 피로, 체중감소, 관절통, 근육통, 고열, 근력저하 **말초신경** • 다발홑신경염(손발 저림, 마비) **중추신경의 뇌신경장애** • 뇌경색증(폐쇄), 뇌출혈(출혈) • 반신불수, 뇌줄기 장애, 눈 장애

증 상	**순환기** • 빈맥, 부정맥, 심근경색 **소화기** • 급성 복증, 허혈성 대장염 **신장** • 사구체신염, 고혈압, 혈뇨, 단백뇨 **피부** • 그물울혈반, 홍반, 출혈에 의한 자색반

진 단 및 검 사	**진단** • 염증소견(백혈구 수 증가 ESR 항진 등) • 빈혈(정적혈구성 정색소성 빈혈) • 항핵항체 • 소변(혈뇨, 단백뇨 등) **검사** • 혈관 조영검사

치 료	**항염증 치료** • 부신피질스테로이드제 • 면역억제제 • 혈관확장제

2. 결절다발동맥염의 간호중재

간호문제	간호진단	간호목표
• 고열, 배뇨곤란 • 손발저림 • 복통, 마비	• 면역억제 치료와 관련된 감염위험성 • 혈관염과 관련된 말초조직 관류의 변화 • 전신 증상과 관련된 합병증 및 신체손상 위험성	• 감염의 징후가 없다. • 사지에 궤양, 허혈 증상이 없다. • 질병의 진행과정과 무관한 신체 손상이 없으며 합병증의 징후가 없다.

간호수행

1. 감염방지

- 감염원(전염성 질환환자, 대중이 모인 곳 등)을 피하도록 대상자 및 가족에게 교육한다.
  감염의 징후(기침, 배뇨곤란, 인후통, 상처의 분비물)가 있을 경우 즉시 의료진에게 알리도록 한다.
- 주기적으로 혈액검사 및 임상검사를 실시하여 감염의 징후를 감시한다.

2. 조직관류 증진

- 사지의 피부를 자주 관찰하여 순환기능을 사정하고, 환자의 피부에 발진, 궤양 등이 있는지 확인하며 허혈증상(차고, 저리고, 아프고, 창백함)이 있는지 사정한다.
- 외상으로부터 사지를 보호하고 혈류 증진을 위해 사지를 따뜻하게 유지하고,
  처방에 의한 항염증제와 면역억제제를 투여한다.

3. 합병증 관리

- 장간막 허혈증의 징후(식후 복통, 구토, 혈액성 설사)를 주의 깊게 관찰하고,
  소량의 고칼로리 음식을 제공한다.
- 발 처짐(foot drop)이나 감각저하를 정기적으로 사정하고,
  섭취량과 배설량 측정, 소변 검사, 요비중 검사, 임상검사를 통해 신장 기능을 모니터하며, 비정상적인 결과는 즉시 의사에게 알린다.
- 지시된 처방에 의한 항고혈압제를 투여하고 자가투여 방법을 교육한다.
- 장간막 허혈증의 징후가 있을 경우에는 광범위한 복막염과 장괴사를 방지하기 위해
  응급수술이 필요하다.
- 필요에 따라 진통제를 투여한다.
- 뜨거운 물, 날카로운 물건 등으로 신체에 손상이 없도록 주의하고 안전한 환경을 유지한다.

4. 대상자 건강교육

- 질병의 특성에 대해 대상자 및 가족에게 교육한다.
- 질병은 급성으로 진행되고 치료하지 않을 경우 예후가 나쁘므로 추후관리를 받도록 격려한다.

결절다발동맥염 포인트 리뷰

셀프 복습 문제

개요

01 결절다발동맥염에 대해 간략히 기술해보자.

– 혈관염은 혈관의 ________과 ________을 특징으로 하는 임상적 병리과정이다. 결절다발동맥염은 혈관염 증후군의 한 가지로, 결합조직 질환 혈관염의 대표적 질환이다. 원인은 명확하지 않다. ____________의 관여가 시사되어 왔지만 구체적인 항원에 관해서는 아직 명확하지 않다.

증상

02 다음 중 결절다발동맥염의 증상이 아닌 것을 골라보자.

① 전신 피로, 체중감소, 관절통, 근육통, 고열
② 다발홑 신경염(저림, 마비)
③ 뇌경색증(폐쇄), 뇌출혈(출혈)
④ 반신불수, 뇌줄기 장애, 눈 장애
⑤ 빈맥, 부정맥, 심근경색
⑥ 급성 복증, 허혈성 대장염
⑦ 그물울혈반
⑧ 저혈압, 혈뇨, 단백뇨

정답

01 염증, 손상, III형 알레르기

02 ⑧
고혈압이 나타난다.

치료 및 간호

03 결절다발동맥염의 치료와 간호에 대해 기술해보자.

① 항염증 치료: ______________, ______________, ______________ 투여

② 간호 관리

a) ________ 방지를 위해 주기적으로 혈액검사 및 임상검사를 실시하여 ______의 징후를 감시한다.

b) 대상자의 피부에 ________, ________ 등이 있는지 확인하고 허혈증상(차고, 저리고, 아프고, 창백함)이 있는지 사정한다.

c) 외상으로부터 사지를 보호하고 ____________을 위해 사지를 따뜻하게 유지한다.

d) _________이나 _________를 정기적으로 사정한다.

e) 섭취량과 배설량 측정, 소변 검사, 요비중 검사, 임상검사를 통해 신장 기능을 모니터하고 비정상적인 결과는 즉시 보고한다.

f) 소량의 __________ 음식을 제공한다.

정답

03 ① 부신피질스테로이드제, 면역억제제, 혈관확장제
② a) 감염, 감염
b) 발진, 궤양
c) 혈류 증진
d) 발 처짐, 감각저하
f) 고칼로리

핵심 정리 문제

01 결절다발동맥염의 증상으로 옳지 않은 것은?

① 피로감
② 손발 저림
③ 그물울혈반
④ 고트론 증후군
⑤ 자주색 피부발진

02 결절다발동맥염 환자에 대한 간호중재로 옳지 않은 것은?

① 처방에 따라 항염증제와 면역억제제를 투여한다.
② 주기적으로 혈액검사 및 임상검사를 실시하여 감염 징후를 관찰한다.
③ 저칼로리 음식을 소량씩 자주 제공한다.
④ 처방에 의한 항고혈압제를 투여하고 자가투여 방법을 교육한다.
⑤ 발 처짐이나 감각저하를 관찰한다.

정답

01 ④
고트론 증후군은 피부근육염(DM)의 증상으로 나타난다.

02 ③
고칼로리 음식을 소량씩 제공한다.

베체트병 간호관리

1. 병태생리로 보는 베체트병

베체트병의 발병 연령은 30세 전후이며 남녀비는 0.9~1.2:1로 다양하나 신경 베체트병이나 혈관 · 장관 베체트병과 같이 위중한 증상은 남성 환자에게서 많이 나타난다.

병 인	• 호중구의 기능(사이토카인 생산능력, 활성화산소 생산능력, 이동·탐식능력) 항진 • 유전적 소인 : HLA(인간 주요조직 적합항원)에 관여하는 질환감수성 유전자·질환 저항성 유전자
병 태	• 베체트병의 기본적인 병태 : 호중구의 기능항진(사이토카인 생산능력, 활성화산소 생산능력, 이동능력, 탐식능력 등의 기능) • 이 질환 환자의 60%에서 HLA-B51이 높으므로 HLA-B51 양성자는 발병 위험이 높다.
증 상	**주 증상** • 재발성 구강내 궤양(아프타성 궤양) • 재발성 외음부궤양 • 눈 증상 : 약 70%에서 포도막염이 나타남 • 피부증상 – 결절성 홍반 – 모낭염성 발진 – 혈전성 정맥염 **부 증상** • 관절통 • 중추신경증상 : 대마비, 반신불수, 추체외로계 증상, 소뇌실조, 수막염, 정신증상 • 소화관증상 : 장관 베체트병 • 혈관증상 : 혈관 베체트병 • 부고환염

진 단 및 검 사	**검사** • 백혈구 상승(주로 호중구 상승) • CRP 상승 • ESR 항진 • 섬유소 증가 • 혈청 보체값 상승

치 료	• NSAIDs • 콜치신 : 호중구의 기능 억제 • 부신피질스테로이드제 : 급성 염증 억제 • 면역억제제 : Cyclosporin은 눈증상에 효과가 있으나 중추신경증상을 유발할 우려가 있으므로 신경 베체트병에서는 금기가 될 수 있다.

2. 베체트병의 간호중재

간호문제	간호진단	간호목표
• 궤양이나 관절통, 전신증상에 의한 고통	• 안위변화	**궤양이나 전신증상 등으로 인한 고통 완화** • 고통이 완화되어 안락한 생활을 할 수 있다.
• 구내염, 구강 통증	• 구강점막 장애	**구강점막 궤양 치료** • 구강점막 궤양이 악화되지 않는다. • 구강내 통증이 완화된다.
• 시력저하	• 시력저하에 의한 감각 장애	**시력저하에 따른 조치** • 시력저하로 인한 지장 없이 지낼 수 있다. • 시력저하를 받아들이고 상황에 따른 적절한 조치를 취하도록 한다.

간호수행

1. 궤양이나 전신증상 등으로 인한 고통 완화

- 궤양의 상태, 관절통의 부위를 확인하고,
  음부 궤양의 경우에는 음부세정을 실시하며 흡수성이 강한 느슨한 하의나 의복을 착용하도록 한다.
- 장관 베체트의 경우에는 유제품, 향신료, 커피, 차가운 음식물 및 흡연은 피하도록 한다.

2. 구강점막 궤양 치료

- 구강 내와 점막의 상태를 관찰하고,
  식사는 연하게 조리된 것을 먹는다.
- 구강 내에 통증이 있을 때에는 너무 뜨겁거나 차가운 음식, 자극적이고 짠 음식은 피하도록 한다.

3. 시력저하에 따른 조치

- 활동상황, 운동기능, 심리상태 및 생활환경의 경과를 관찰하고,
  재활운동의 필요성을 설명한다.

베체트병 포인트 리뷰

셀프 복습 문제

개요

01 베체트병에 대해 간략히 기술해보자.

– 베체트병의 발병 연령은 ________세 전후이며 남녀비는 0.9~1.2 : 1로 다양하나 신경 베체트병이나 혈관·장관 베체트병과 같이 위중한 증상은 ________ 환자에게서 많이 나타난다.

증상

02 베체트병의 증상에 대해 알아보자.

① 주 증상

a) 재발성 구강내 궤양(________ 궤양)

b) 재발성 외음부궤양

c) 눈 증상 : 약 70%에서 ________이 나타남

d) 피부증상 : 결절성 홍반, 모낭염성 발진, 혈전성 정맥염

② 부 증상

a) 관절통

b) 중추신경증상 : ________, ________, ________, ________, ________, ________ 등

c) 소화관증상 : ________

d) 혈관증상 : ________

e) 부고환염

정답

01 30, 남성

02 ① a) 아프타성
c) 포도막염
② b) 대마비, 반신불수, 추체외로계 증상, 소뇌실조, 수막염, 정신증상
c) 장관 베체트병
d) 혈관 베체트병

치료 및 간호

03 치료

① ________ 투여
② _______ : 호중구의 기능 억제
③ ______________ : 급성 염증 억제

04 간호 관리

① _____의 상태, ________의 부위 확인
② 음부 궤양의 경우에는 ________을 실시하며 ______이 강한 느슨한 하의나 옷을 착용하도록 한다.

05 식이요법

① 식사는 _______ 조리된 것을 먹는다.
② 구강내에 통증이 있을 때에는 너무 뜨겁거나 차거나 ______ 음식 및 ___ 음식은 피하도록 한다.

정답

03 ① NSAIDs
② 콜치신
③ 부신피질스테로이드제

04 ① 궤양, 관절통
② 음부세정, 흡수성

05 ① 연하게
② 자극적인, 짠

핵심 정리 문제

01 베체트병에 대한 설명으로 옳은 것은?

① 호중구의 기능저하로 발병한다.
② 50~60대 이후의 연령에서 호발한다.
③ 남녀 발병 비율은 여성에게서 훨씬 높게 나타난다.
④ 진단 검사에서 백혈구가 상승한다.
⑤ 진단 검사에서 CRP, ESR은 저하한다.

정답

01 ④
① 호중구 기능항진이 베체트병의 병인이다.
② 발병 연령은 30대 전후이다.
③ 남녀 발병비율은 0.9~1.2:1로 다양하나 신경베체트병이나 혈관 및 장관베체트병과 같이 위중한 증상은 남성에게서 많이 나타난다.
④ 진단 검사에서 백혈구는 상승하며 주로 호중구 수치가 상승한다.
⑤ CRP, ESR는 항진한다.

02 베체트병의 간호중재로 옳지 않은 것은?

① 시력저하에 대한 재활운동을 하도록 한다.
② 장관 베제트병 환자는 유제품을 피하도록 한다.
③ 음부 궤양 환자에게는 흡습성이 강하고 느슨한 하의를 착용하게 한다.
④ 처방된 NSAIDs, 스테로이드제를 투여한다.
⑤ 처방된 시클로스포린(cyclosporin)을 신경 베체트병 환자에게 투여한다.

02 ⑤
cyclosporin은 눈 증상에는 효과가 있지만 중추신경증상을 유발할 우려가 있으므로 신경 베체트병에서는 사용하지 않는다.

신경

뇌졸중 간호관리

1. 병태생리로 보는 뇌졸중

뇌졸중은 뇌동맥이 손상되어 뇌조직에 허혈현상이 일어나 뇌기능이 손상되는 증상이다. 뇌출혈로 인한 뇌졸중은 뇌혈관의 탄력성 감소로 파열된다. 우리가 흔히 사용하는 뇌졸중(cerebral apoplexy)이란 말은 어원적으로는 뇌의 순환장애에 의해 "갑자기" 쓰러져 의식장애가 나타나고 편마비도 동반하는 증후군을 가리키지만 뇌혈관질환(CVD : Cerebrovascular disease)과 같은 의미로 사용되는 경우가 많으므로 뇌혈관 질환을 통틀어 뇌졸중이라고 생각하면 된다. 뇌혈관질환에는 뇌경색, 뇌내출혈, 지주막하출혈(subarachnoid hemorrhage : SAH), 동정맥기형(arteriovenous malformation : AVM), 모야모야병 등의 질환이 포함된다.

병 인	• 고혈압, 고지질혈증, 적혈구용적율(헤마토크리트) 상승, 심혈관 질환, 흡연, 음주, 가족력, 당뇨병, 약물남용 등이 위험요인이 된다. • 죽상경화증, 혈관수축, 흡연, 고지방식이 등 → 허혈성 뇌졸중(뇌경색) • 동정맥 기형, 뇌동맥류, 고혈압 등 → 출혈성 뇌졸중(뇌출혈)

병 태	• 뇌순환의 이상 • 뇌순환 조절기전의 장애

증 상	• 의식장애, 두통, 현기증, 구토, 경련발작 • 경련, 혼수, 발열, 고혈압, 서맥 • 인지기능장애, 지남력 상실, 실어증, 실독증, 구음장애 • 편측무시증상, 반맹증, 시각장애, 청각장애 • 운동실조, 사지마비, 안면마비, 삼킴곤란, 쇠약 • 요실금, 요정체 *** 뇌졸중 후 초기에는 이완성 마비, 후기에는 근육의 수축성 기형을 동반하는 경직성 마비가 온다.**

치 료

급성기 치료

- 뇌부종에 대한 치료
  - –고장액 요법(가장 먼저 선택해야 할 치료법)
  - – 20~25% D–만니톨
  - – 10% 글리세롤
- 전신상태 관리
  - –혈압 관리: 혈관작용제를 함부로 사용하는 것은 삼간다.
  - –호흡 관리: 저환기가 되지 않도록 주의한다.
- 약물치료: 혈전용해제 등 투여
- 중재치료: 혈전제거술(Thrombectomy), 뇌동맥류 코일색전술
- 수술치료: 뇌압감압을 위한 두개절제술(Craniectomy), 뇌동맥류 수술 등 실시

만성기 치료

- 기초질환(고혈압, 당뇨병 등) 관리
- 약물치료 : 항응고제, 항혈소판제, 항경련제, 항고혈압제, 스테로이드제, 칼슘통로차단제 등 투여
- 중재치료: 스텐트삽입술, 뇌동맥류 코일색전술 등
- 수술치료 : 동맥내막 절제술, 두개강 내외 우회술, 뇌동맥류 수술, 두개절개술 등 실시

TIP

* 허혈성 뇌졸중은 흔히 수면 중 또는 수면 후에 발병한다.

* 뇌졸중 환자가 혼수상태이며 극소동공(pin point pupil)일 때에는 뇌교를 누르는 병변이나 출혈이 있는 상태이다.

2. 뇌졸중의 간호중재

간호수행

신체손상 위험성에 대한 간호중재

- 침상에서 움직이지 않도록 하고 머리를 가운데에 똑바로 놓이게 한다.
- 목 부위를 느슨하게 하고 목이 구부러지지 않게 머리를 높인다.
- 배변 시 힘을 주지 않도록 교육한다.
- 스트레스를 받지 않을 환경을 제공한다.
- 뇌졸중 발생 하루 후부터 매일 수동적 관절가동범위 운동을 시행한다.
- 편측마비가 있을 때 건강한 쪽이 문 쪽을 향하도록 하고, 환자의 건강한 쪽으로 접근한다.
- 환자가 뇌졸중으로 쓰러졌을 때에는 기도개방을 위해 손상된 쪽으로 돌려 눕힌다.
- 실어증, 구음장애 환자에게는 물건의 이름을 반복하여 말해주는 등 반복적인 지시가 필요하다.

식이요법 및 식사 시 관리

- 고섬유식을 제공한다.
- 연하마비 증상이 있을 때 음식을 환자의 구강 깊숙이 넣어준다.
- 마비되지 않은 쪽으로 음식을 씹도록 한다.
- 물처럼 묽은 음식보다는 연식이나 걸쭉한 음식을 제공한다.
- 식사 후에는 입 안에 남은 음식을 제거한다.
- 하루 2ℓ 이상 수분을 섭취하도록 한다.

배변훈련

- 정기적인 배변시간을 정하고 배뇨훈련을 위해 변기에 2시간마다 앉힌다.
- 변 완화제를 사용한다.
- 연하작용, 흉곽활동 등을 담당하는 제9(설인신경), 10번(미주신경) 뇌신경에 장애가 왔을 때에는 환자의 폐렴 가능성을 고려해야 한다.

뇌졸중 포인트 리뷰

셀프 복습 문제

개요

01 뇌졸중에 대해 간략히 기술해보자.

– ________이 손상되어 뇌조직에 허혈현상이 일어나 뇌기능이 손상되는 증상이다. 뇌출혈로 인한 뇌졸중은 뇌혈관의 탄력성 감소로 파열된다.

병인

02 뇌졸중의 종류에 따른 병인에 대해 알아보자.

① ________, ________, ________ → 허혈성 뇌졸중 유발

② ________, ________, ________ → 출혈성 뇌졸중 유발

증상

03 뇌졸중의 증상으로 뇌졸중 후 초기에는 ________마비, 후기에는 근육의 수축성 기형을 동반하는 ________마비가 온다.

치료

04 뇌졸중의 약물치료 방법에 대해 기술해보자.

– ________, ________, ________, ________, ________, ________, ________ 등 투여

05 뇌졸중의 수술치료에는 어떤 것이 있는지 기술해보자.

– ________, ________, ________, ________ 등 실시

정답

01 뇌동맥

02 ① 죽상경화증, 흡연, 고지방식
② 동정맥 기형, 뇌동맥류, 고혈압

03 이완성, 경직성

04 혈전용해제, 항응고제, 항혈소판제, 항경련제, 항고혈압제, 스테로이드제, 칼슘통로차단제

05 동맥내막 절제술, 두개강 내외 우회술, 뇌동맥류 수술, 두개 절제술

간호

06 뇌졸중 환자의 신체손상을 예방하기 위한 간호중재에 대해 기술해보자.

① 목 부위를 느슨하게 하고 목이 구부러지지 않게 ______를 높인다.

② 뇌졸중 발생 하루 후부터 매일 ____________을 시행한다.

③ 환자가 뇌졸중으로 쓰러졌을 때에는 ________을 위해 손상된 쪽으로 돌려 눕힌다.

④ ________, ________ 환자에게는 물건의 이름을 반복하여 말해주는 등 반복적인 지시가 필요하다.

정답

06 ① 두부
② 수동적 관절가동범위 운동
③ 기도개방
④ 실어증, 구음장애

07 뇌졸중 환자의 식이요법에 대해 기술해보자.

① _________을 제공한다.

② ______ 음식보다는 ______이나 ________ 음식을 제공한다.

③ 하루 ______ 이상 ______을 섭취하도록 한다.

07 ① 고섬유식
② 묽은, 연식, 걸쭉한
③ 2ℓ, 수분

핵심 정리 문제

01 뇌졸중 환자에 대한 간호중재로 옳지 않은 것은?

① 목 부위를 느슨하게 하고 머리를 높여준다.
② 식사 시 마비되지 않은 쪽으로 씹도록 한다.
③ 병실을 어둡게 유지한다.
④ 기침과 심호흡을 격려한다.
⑤ 수동적 ROM을 매일 2회씩 실시한다.

02 뇌졸중으로 인해 연하장애가 발생한 환자에게 음식을 제공하는 방법으로 옳지 않은 것은?

① 섬유질이 풍부하게 함유된 음식을 제공한다.
② 하루 2L 이상의 충분한 수분을 섭취하도록 한다.
③ 액체로 된 묽은 음식보다는 연식이나 걸쭉한 음식을 제공한다.
④ 연하마비 증상이 있을 때 음식을 환자의 구강 깊숙이 넣어준다.
⑤ 편마비가 생긴 경우 마비된 쪽으로 음식을 씹는 연습을 하도록 한다.

03 뇌졸중 환자의 뇌압이 상승하지 않도록 하기 위한 간호중재로 옳지 않은 것은?

① 측위로 눕혀 뇌압상승을 방지한다.
② 기침은 뇌압을 상승시키므로 금지한다.
③ 목이 구부러지지 않도록 머리를 30° 정도 높여준다.
④ 등척성 운동은 두개내압을 상승시키므로 금한다.
⑤ 배변 시 힘을 주지 않도록 한다.

정답

01 ④
기침은 뇌압을 상승시키는 작용을 하므로 금지하도록 한다.

02 ⑤
편마비가 있으면 마비되지 않은 쪽의 입으로 음식을 씹도록 한다.

03 ①
측위로 눕히는 것은 분비물을 배출하고 흡입을 예방하여 기도를 확보하기 위한 것으로 측위 자세가 뇌압상승을 방지하지는 못한다.

04 뇌졸중으로 쓰러진 환자가 무의식 상태일 때 가장 먼저 수행해야 할 처치는?

① 똑바로 눕혀 고개를 약간 뒤로 젖힌다.
② 복위를 취하도록 한다.
③ 옆으로 돌려 눕힌다.
④ 상체를 높인 자세를 취하게 한다.
⑤ 발작 예방을 위해 억제대를 적용한다.

정답

04 ③
무의식 상태의 환자의 경우 침이나 이물질이 기도로 흡인되거나 혀로 인한 기도폐쇄를 막기 위해 측위를 취하도록 한다.

뇌경색 간호관리

1. 병태생리로 보는 뇌경색

뇌혈류가 감소하여 뇌에 불가역적 변화가 일어나 신경학적 결손이 일어나는 것을 임상적으로 뇌경색이라 한다. 뇌경색은 병인에 따라 죽상혈전성, 열공경색성, 뇌색전증 및 기타 원인으로 분류할 수 있다.

병 인	• 죽상혈전 : 동맥경화, 특히 죽상경화에 의한 뇌동맥의 폐쇄 • 열공경색 : 주로 고혈압으로 인한 뇌 소혈관의 폐쇄 • 뇌색전 : 주로 심장 내에 생긴 혈전으로부터 떨어져 나온 색전에 의한 뇌동맥의 폐쇄 • 기타원인 : 동맥염(결핵, 매독 등), 혈액질환(혈전성 혈소판감소성 자반증 등), 경구피임약 복용, 모야모야병 등

병 태	• 죽상혈전성 뇌경색은 전구증상으로 일과성 뇌허혈발작(TIA)이 나타나는 것이 특징이며, 수면 중, 또는 아침에 일어나 바로 발생하는 경우가 많다. • 뇌색전증에 의한 뇌경색은 발생 시 증상이 가장 심한 것이 특징이며, 보통 뇌경색의 크기가 커서 예후가 좋지 않은 경우가 많다.

증 상	• 전대뇌동맥 폐쇄 : 치매, 인격변화, 자발성 결여, 이상반사 • 중대뇌동맥 폐쇄 : 의식장애, 편마비, 지각장애, 언어상실증 • 후대뇌동맥 폐쇄 : 시야장애, 시각인식불능, Anton 증상

진 단 및 검 사	• CT: 뇌경색 발병 2, 3일째 서서히 low density • MRI: 뇌경색 발병 초기에 병변 확인이 가능함 • 뇌혈관 조영 : 동맥의 폐쇄·협착을 알기에 가장 유효함 • 뇌척수액 검사 : 뇌경색에서는 일반적으로 뇌척수액 소견이 정상

치 료	**생활지도** • 급성기에는 안정 필요 • 혈압조절 : 안정이나 항부종 치료에 의해 개선 **약물요법** • 항응고요법·항혈소판요법 • 혈전용해제(조직플라스미노겐활성제, 유로키나제) *** 발병 후 4~5시간 이내에 t-PA(정맥용 혈전용해제)를 투여하면 효과가 있다.** • 글리세롤, D-만니톨(뇌부종의 치료)

2. 뇌경색 환자의 간호중재

간호문제	간호진단	간호목표
• 운동 마비에 의한 연하 장애	• 질식 • 구강 내 위생 불량	**연하장애 제거** • 연하장애가 없이 필요량의 식사를 섭취할 수 있도록 한다. • 삼키는 재활을 실시할 수 있다.
• 운동 마비에 의한 실금	• 신경·근육 기능의 제한으로 인한 기능성 요실금	**소변 통제력 회복** • 요실금 없이 화장실에서 소변을 볼 수 있다. • 소변 의사를 다른 사람에게 전달할 수 있다.
• 실어증, 구음 장애로 인한 의사소통의 어려움	• 뇌순환의 감소, 신체적 장벽으로 인한 언어적 의사소통 장애 • 생각하는 것을 말로 표현하기가 어렵다. • 사람, 장소, 시간 등에 관해 혼란을 일으킨다.	**원활한 의사소통** • 구음 장애를 감소시켜 의사소통이 가능하도록 한다. • 기본적인 욕구를 적절한 방법으로 전달할 수 있다.
• 운동 마비 및 식사 섭취량의 저하로 변비 유발	• 부적절한 배변 방법, 음식 습관의 변화, 부족한 신체 활동, 항경련제 등으로 인한 변비	**원활한 배변** • 규칙적인 배변이 있고 복부의 불편감이 사라진다.

간호수행

1. 연하장애 제거

- 식사 시 잘못 삼킴의 방지를 위해 간호사가 지켜본 후 도움을 주고,
  신맛이 강한 음식이나 가루음식은 삼키기 힘들기 때문에 피한다.
  음식물을 삼키기 쉬운 형태로 만들거나 잘게 자르는 등의 방법을 고려한다.
- 환자가 서두르지 않고 식사를 할 수 있도록 환경을 정비한다.
  식사를 한 번에 충분히 취할 수 없는 경우는 식사횟수를 늘리고,
  간식 등으로 영양분을 충분히 취할 수 있도록 한다.
- 음식을 삼키기 쉬운 체위를 연구하여 삼키는 것을 연습시키고,
  연하장애를 일으키기 쉬운 음식물은 피한다
- 구강 관리의 필요성과 방법을 교육한다.

2. 소변 통제력 회복

- 배뇨할 시간을 가늠하여 사전에 유도하고,
  화장실에서 소변을 원활하게 볼 수 있도록 재활을 실시한다.

3. 원활한 의사소통

- 짧은 말과 간단한 단어를 사용하여 의사소통을 하고,
  언어 치료를 실시한다.

4. 원활한 배변

- 매일 운동을 하도록 하고,
  필요에 따라 복부 마사지와 따뜻한 찜질을 한다.
- 식후 화장실에 가는 배변습관을 길들이고,
  배에 힘을 주지 않고 배변을 할 필요성을 교육한다.

5. 신체 손상 위험성에 대한 간호

- 환자가 난간 등에 부딪치지 않도록 패드를 대어 준다.
- 혈전용해제로 인한 혈액응고 장애가 발생할 수 있으므로 주기적으로 소변이나 잇몸, 피부에서의 출혈을 관찰한다.

뇌경색 포인트 리뷰

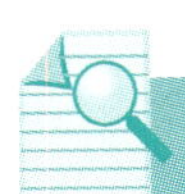

셀프 복습 문제

개요

01 뇌경색에 대해 간략히 기술해 보자.

- ______가 감소하여 뇌에 불가역적 변화가 일어나 신경학적 결손이 일어나는 것을 임상적으로 뇌경색이라 한다. 뇌경색은 ______, 열공경색성, ________ 및 기타 원인으로 분류할 수 있다

증상

02 뇌동맥 폐쇄 위치에 따른 증상을 나열해 보자.

① 전대뇌동맥 폐쇄 :
② 중대뇌동맥 폐쇄 :
③ 후대뇌동맥 폐쇄 :

치료

03 뇌경색 환자의 생활지도에 대해 기술해 보자.

① 급성기에는 ________ 필요
② 혈압조절: _______이나 _________ 치료에 의해 개선
③ 뇌경색 환자에게 우선적으로 사용하는 약물은? _________

간호

04 뇌경색 환자의 간호 관리에 대해 설명해 보자.

① 환자가 난간 등에 부딪치지 않도록 ______를 대어 준다.
② 혈전용해제로 인한 _________ 장애가 발생할 수 있으므로 주기적으로 소변이나 잇몸, 피부에서의 출혈을 관찰한다.
③ ________과 ___________를 사용하여 의사소통을 한다.
④ ___________를 일으키기 쉬운 음식은 피하도록 지도한다.

정답

01 뇌혈류, 죽상혈전성, 뇌색전증

02 ① 치매, 인격변화, 자발성 결여, 이상반사
② 의식장애, 편마비, 지각장애, 언어상실증
③ 시야장애, 시각인식불능, Anton 증상

03 ① 안정
② 안정, 항부종
③ t-PA

* t-PA(정맥용 혈전용해제)를 발병 후 4~5시간 내에 투여하면 효과가 있다.

04 ① 패드
② 혈액응고
③ 짧은 말, 간단한 단어
④ 연하 장애

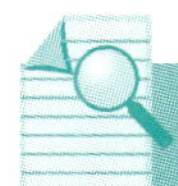

핵심 정리 문제

01 뇌경색의 원인으로 옳지 않은 것은?

① 동맥경화로 인한 뇌동맥 폐쇄
② 뇌색전
③ 혈액질환
④ 바이러스
⑤ 원인불명

정답

01 ④
바이러스는 바이러스성 뇌수막염의 원인이다.

02 뇌경색 환자의 간호중재로 옳지 않은 것은?

① 신맛이 나거나 가루로 된 음식은 피하도록 한다.
② 연하장애를 일으키기 쉬운 음식은 피한다.
③ 직사광선을 피하기 위해 안대나 선글라스를 착용하도록 한다.
④ 매일 적당한 운동을 하도록 한다.
⑤ 복부 마사지와 따뜻한 찜질을 한다.

02 ③
안구 운동 장애가 있는 중증근육무력증 환자의 간호로 실내조명이나 직사광선의 직시를 피하기 위해 안대나 선글라스를 착용하게 한다.

뇌내출혈, 지주막하출혈 간호관리

1. 병태생리로 보는 뇌내출혈, 지주막하출혈

뇌는 두개골에 부착되는 경질막, 그 안쪽에 표면장력으로 부착되어 있는 지주막, 그리고 뇌의 실질을 덮는 연질막으로 싸여 있다. 출혈성 뇌혈관질환은 출혈이 일어나는 부위에 따라 뇌내출혈, 지주막하출혈, 경막하출혈의 3가지로 분류된다.

병 인	• 고혈압(뇌내의 세동맥혈관의 괴사로 그 부분이 미세동맥류가 되는데 그것이 파열되면 뇌내출혈이 된다) • 뇌동정맥기형, 모야모야병 • 뇌종양 • 외상성 • 출혈성 소인(혈우병, 백혈병, 혈소판감소증 등) • 낭상 동맥류(saccular aneurysm)의 경우 동맥 분지부에 가해지는 혈역학적 부담(Hemodynamic stress)으로 인한 내측탄력층(internal elastic lamina)의 손상과 중막(media)의 결손이 주된 원인이라 여겨짐

병 태	• 뇌내출혈 : 연질막 아래의 뇌실질내에 출혈이 있음 • 지주막내출혈 : 지주막 아래에 출혈이 있음 • 경막내출혈 : 경질막과 지주막 사이에 출혈이 있음

증 상	• 피각/조가비핵(putamen)출혈 : 내포/속섬유막의 바깥쪽에 위치(바깥쪽 출혈) – 피각의 출혈 시 출혈양에 따라 의식 소실, 심한 반신마비(dense hemiparesis), 병소 측으로 안구 deviate, spatial disorientation(none dominantside 병변시) 등의 신경학적 증상이 나타남 • 시상 출혈 : 내포의 안쪽에 위치(안쪽 출혈) – 점진적인 반대측 반신 부전마비와 시상내의 지각핵 침범하여 반대측 지각소실 야기, 저린감이 초기 증상일 수 있음. 안증상.

증 상

- 뇌교출혈 : 안면신경, 외전신경, 삼차신경 등의 뇌신경이 출입하는 장소이다.
  - 출혈양이 적더라도 심한 증상, 두통이 갑자기 발생하고 점진적 의식 악화, 환자의 2/3정도가 12시간 내에 혼수 상태에 빠지기도 한다. 출혈이 국한된 경우 증상의 발현이 비교적 느리고 전형적인 일측성의 뇌신경마비와 동반된 운동실조 등이 나타난다.
- 피질하출혈(뇌엽출혈) : 고령자에게 발병.
  - 임상적 특징은 출혈의 위치와 정도에 따라 다름. 두통의 위치가 출혈의 위치를 시사하기도 함.
- 소뇌 출혈 : 운동실조 발생, 두통 오심 구토, 현기증, 평형장애 발생
- 두통, 구토, 간질발작, 의식장애
- 위궤양 : 뇌출혈에 동반하며 쿠싱궤양이라고 한다.

진 단 및 검 사

진단

- 고혈압병력 및 환자의 병력, 특징적인 임상 증상과 징후를 토대로 임상적 진단

검사

- 두부 CT, MRI, X-선 검사
- DSA(Digital Subtraction Angiogram)

치 료

긴급적 치료

- 의식장애, 구토 : 기관내 삽관 실시
- 뇌혈관수축 : 초반 필요시 과호흡 실시

보존적 치료

- 뇌부종의 예방 : 만니톨 사용
- 항고혈압제 투여
- 두개강내압 상승과 뇌 관류압(Cerebral perfusion pressure)의 조절
- 전해질과 영양분 투여
- 배설 기능의 유지
- 합병증 예방(파열성동맥류의 경우 vasospasm예방)

외과적 치료

- 혈종 제거
- 개두 혈종제거술 : 뇌표면으로부터의 깊이가 1cm 이하인 경우에 실시

* 너무 깊은 심부의 출혈이나 생명의 중추라고 할 수 있는 뇌간 부분의 출혈에 대하여는 수술이 불가능하다. 즉 시상출혈(내측형 출혈), 교뇌출혈이 이에 해당된다.

- 동맥류의 경우 결찰(clipping) 혹은 GDC (Guglielmi detachable) 시행

2. 뇌내출혈, 지주막하출혈의 간호중재

간호문제	간호진단	간호목표
• 운동 마비에 의한 연하 장애	• 연하 곤란의 징후 관찰	**연하 장애로 인한 흡인의 예방** • 연하 장애 없이 효율적 음식섭취를 할 수 있다.
• 기관 내 삽관, 실어증 및 구음 장애로 인해 의사소통에 어려움을 겪는다.	• 생각하는 것을 말로 표현하기 어려움 • 사람, 장소, 시간 등에 관한 혼란	**구음 장애 완화** • 구음 장애를 감소시켜, 의사소통을 할 수 있다. • 기본적인 욕구를 적절한 방법으로 전달할 수 있다. • 의사소통의 수단을 알고 좌절이 감소된다.
• 편마비가 있어 공간을 인식할 수 없다.	• 무시하는 쪽의 팔다리의 위치에 무자각임을 표시한다. • 무시하는 측면에 대한 안전 대책의 부족	**공간인지능력 회복** • 지각 장애를 인식하고 일상생활을 안전하게 할 수 있도록 한다. • 환경 결함에 적응시키고 일상생활을 무리 없이 할 수 있도록 한다.

간호수행

1. 연하 장애로 인한 흡인의 예방

• 음식물을 삼키기 쉬운 형태로 만들거나 잘게 자르는 등 음식에 대해 연구한다.
신맛이 강한 음식이나 가루음식은 잘 못 삼키기 쉽기 때문에 피하도록 하고,
당황하지 않고 천천히 식사를 할 수 있도록 환경을 정비하고 교육하며 필요시 비위관을 삽입하며, 연하 장애를 위한 물리치료를 실시한다.

2. 구음 장애 완화

• 환자 자신의 기본적인 요구를 전달할 수 있는 방법을 찾는다.
짧은 말과 간단한 단어를 사용하여 의사소통을 하도록 하고, 언어 치료를 실행한다.

3. 공간인지능력 회복

• 환자의 시야가 닿는 곳에 필요한 물건을 놓는다.
• 구강 관리를 실행한다.
식사는 건강한 쪽으로 먹고 아픈 쪽 입 안에 음식이 남아 있지 않은지 확인하도록 교육한다.
• 가족은 환자의 건강한 쪽에서 대화를 하고, 건강한 쪽에 물품을 두도록 하는 등의 지도를 한다.

뇌내출혈, 거미막하출혈 포인트 리뷰

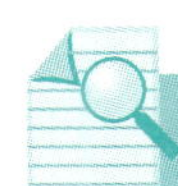

셀프 복습 문제

개요

01 뇌내출혈에 대해 간략히 기술해보자.

- 뇌는 두개골에 부착되는 경질막, 그 안쪽에 표면장력으로 부착되어 있는 ________, 그리고 뇌의 실질을 덮는 ________으로 싸여 있다. 출혈성 뇌혈관질환은 출혈이 일어나는 부위에 따라 뇌내출혈, 거미막하출혈, 경질막하출혈의 3가지로 분류된다.

증상

02 뇌내출혈의 증상에 대해 기술해보자.

① 조가비핵(putamen)출혈 : 속섬유막의 __________에 위치(________ 출혈)
② 시상 출혈 : 속섬유막의 ______에 위치(______ 출혈)
③ ________출혈 : 안면신경, 외전신경, 삼차신경 등의 뇌신경이 출입하는 장소이다.
④ 피질하출혈(뇌엽출혈) : ________에게 발병
⑤ 두통, ________발작, ________장애
⑥ 위궤양 : 뇌출혈에 동반하며 ______궤양이라고 한다.

정답

01 거미막, 연질막

02 ① 바깥쪽, 바깥쪽
② 안쪽, 안쪽
③ 뇌교
④ 고령자
⑤ 간질, 의식
⑥ 쿠싱

치료

03 뇌내출혈의 치료에 대해 설명해 보자.

① 의식장애, 구토 : ________ 실시
② 뇌혈관 수축 : ______ 실시
③ _____ 제거
④ 개두 혈종제거술 : 뇌표면으로부터의 깊이가 _____ 이하인 경우에 실시

간호 관리

04 뇌내출혈 환자 간호에 대해 기술해 보자.

① ______ 장애를 일으키기 쉬운 음식은 피하도록 지도한다.
② ______ 치료를 실시한다.
③ ______과 ________를 사용하여 의사소통을 하도록 한다.
④ 환자의 ______가 닿는 곳에 필요한 것을 놓는다.
⑤ _______ 관리를 실시한다.

정답

03 ① 기관내 삽관
② 과호흡
③ 혈종
④ 1cm

04 ① 삼킴(연하)
② 언어
③ 짧은 말, 간단한 단어
④ 시야
⑤ 구강

핵심 정리 문제

01 뇌내출혈의 치료 방법으로 옳지 않은 것은?

① 뇌부종을 예방하기 위해 만니톨 투여
② 뇌혈관 수축이 있을 시 과호흡 실시
③ 의식장애나 구토가 나타나면 기관내 삽관 실시
④ 시상출혈 시 혈종제거술 실시
⑤ 개두 혈종제거술은 뇌표면으로부터의 깊이가 1cm 이하인 경우에 실시

정답

01 ④
시상출혈이나 뇌교출혈 등 너무 깊은 심부의 뇌간부 출혈에 대해서는 수술이 불가능하다.

02 뇌내출혈 환자의 간호에 대한 설명으로 옳지 않은 것은?

① 신맛이 강하거나 가루로 된 음식은 피하도록 한다.
② 음식을 삼키기 쉬운 형태로 잘게 잘라 제공하고 천천히 식사하도록 한다.
③ 필요한 물품은 환자의 시야가 닿는 곳에 둔다.
④ 편마비가 있는 반대쪽의 건강한 쪽으로 음식을 씹도록 한다.
⑤ 환자의 마비가 있는 쪽에 물건을 두는 등의 재활훈련을 위한 지도를 한다.

02 ⑤
환자의 가족에게 환자 신체의 건강한 쪽에서 대화를 하고 건강한 쪽에 물품을 두도록 지도한다.

뇌종양 간호관리

1. 병태생리로 보는 뇌종양

뇌종양이란 두개강내(뇌실질만이 아니라 뇌실, 수막, 뇌 신경등도 포함)에 발생하는 신생물이다. 뇌종양은 ①뇌실질에서 발생하는 종양, ②뇌실질 이외에서 발생하는 종양, ③태생기 조직에서 발생하는 종양, ④전이성 종양으로 크게 분류할 수 있다.

병 인	• 발생 원인은 불분명 • 유전학적 손상 : 유전성 증후군, 환경적 인자(화학적 발암물질, 바이러스, 방사선, 뇌 외상) • 유전자발현의 변화 : 신호 전달체계의 이상, telomerase 활성화, 세포주기 활성화 혈관 신생, 세포 자멸사의 소실

병 태	• 뇌실질에서 발생하는 종양(신경교종－전체 뇌종양의 30%정도로 가장 호발) : 별아교세포종, 희소돌기아교세포종, 뇌실막종, 아교모세포종 • 뇌실질 이외에서 발생하는 종양 : 뇌수막종, 신경초종, 뇌하수체선종, 신경섬유종, 혈관모세포종, 악성림프종 • 태생기 조직에서 발생하는 종양 : 생식세포종, 두개인두종, 수모세포종 • 전이성 뇌종양 : 폐암, 유방암, 위암으로부터의 전이가 많으며 종양의 주위에 부종을 동반하는 것이 특징이다.

증 상	• 두개 내압 항진에 의한 증상 : 두통, 구토, 유두부종(3대 징후. 두통이 가장 흔한 증상) • 복시, 시야변화, 안구진탕 • 반신마비, 운동저하, 발작, 청력상실, 인지 능력 혹은 성격의 변화 • 안면통증, 연하장애, 쉰목소리, 구음장애 * 뇌종양 환자의 뇌압상승 지표 : 맥박수 저하, 혈압상승, 체온상승, 혼미

진단 및 검사	• X-ray, CT, MRI, PET-CT 검사 : MRI가 가장 정확하나 시간이 오래 걸림 • 뇌척수액 검사 : 뇌실내로의 전이가 있는지는 확인하는 검사 *** CT 촬영 전 준비** – 환자에게 검사의 목적과 절차에 대해 설명하고 통증이 없다는 것을 알린다. – CT조영제 알레르기 유무를 파악하고, 만약 알레르기 반응 기왕력이 있거나 어패류 알러지가 있는 경우 항 히스타민제, 스테로이드를 미리 투여하고 검사를 진행한다. – MRI는 금식이 필요없으나, 조영 CT는 4시간의 금식이 필요하다.
치료	• 종양 절제 수술 : 뇌종양의 1차적 치료 • 방사선요법 • 화학요법 • 뇌정위 방사선 수술 • 보존적 치료 – 니트로소요소계통 약제, 진통제, 항경련제, 항진토제) – 뇌강하 – 뇌척수액의 정맥순환계 유입을 증진시키기 위해 상체를 15~30° 상승시키는 체위유지 – 고삼투성 이뇨제(mannitol), 스테로이드 투여 – 위장장애를 예방하기 위해 히스타민차단제를 함께 사용한다

2. 뇌종양의 간호중재

간호문제	간호진단	간호목표
• 뇌종양의 심화에 의하여 신체운동이 제한을 받아 연하곤란 등 일상생활에 제한이 있다.	• 운동마비나 언어장애가 나타난다. • 신체 가동성 장애 • 신경근육계의 장애 • 연하곤란에 의한 흡인성폐렴	• 필요한 운동이나 재활운동을 실시하여 폐용증후군을 예방한다. • 연하곤란의 재활훈련을 실시한다.
• 방사선요법이나 화학요법에 의하여 구강내에 염증 발생	• 구강내 점막장애	• 통증이 없이 식사를 할 수 있도록 한다.
• 감염의 위험성	• 객담의 유무, 형태 • 발열, 발한, 권태감 증상	• 손씻기 등을 실시하여 감염예방대책을 세운다.
• 신체의 위험을 인지하는 능력이 저하	• 시야결손, 지각장애 및 운동장애에 의한 외상의 위험 상태	• 현재의 신체상황을 이해하고 외상이 없도록 행동한다.

간호수행

1. 재활훈련 등 일상생활 회복을 위한 노력

- 관절가동영역(ROM) 훈련을 환자 자신이 할 수 있도록 훈련방법을 교육한다.
- 흡인성 폐렴의 징후를 관찰한다.
- 음식은 환자가 먹기 쉬운 형태로 조리하며 강한 산성 음식이나 밀가루 음식은 피한다.
- 자극이 없는 음식을 선택하도록 한다.
- 광선공포증이 있는 환자에게는 병실 환경을 어둡게 제공한다.

2. 통증 완화

- 뇌정맥 울혈 완화를 위해 침상머리를 15-30° 가량 상승시킨다.
- 수술부위를 위로 하여 눕도록 한다.
- 필요 시 처방된 진통제를 투여한다.

3. 구강내 염증 예방

- 구강 내 청결을 유지하여 구강 내에 감염이 일어나지 않도록 하고, 자극이 없는 음식을 선택하도록 교육한다.

4. 감염 예방

- 신체의 청결을 유지하도록 돕고, 양치질을 하여 호흡기계의 감염이 없도록 한다.
- 구강 내의 염증 등으로 연하장애가 있을 때에도 충분히 영양을 섭취하도록 배려한다.

5. 외상에 대한 대비

- 뇌수술 후 48시간 이내에 부종이 가장 심하게 발생하므로 이 시기 뇌압관리를 철저히 한다.
- 뇌종양 수술 후 경련 예방을 위해 항경련제를 투여한다.

*1차 약제로 valproic acid(promag, depakine), levetricetam(Keppra)을 가장 많이 사용한다. Valproic acid의 경우 체중증가 및 드물게 혈액응고장애를 유발하고, levetricetam의 경우 성격변화를 야기하기도 한다. Phenytoin의 경우 시각장애, 부정맥, 다모증, 잇몸비대 등 부작용이 많아 최근 1차 약제로 잘 사용하지 않는다. 이외 lammotrigine(Lamictal), Topiramide(Topamax) 등을 단독 혹은 복합으로 사용한다.

- 환자의 마비 등의 신체상황을 이해하여 외상예방 대책을 세우도록 교육하고,
  간호사 호출방법과 위험 시 즉시 간호사를 부르도록 교육한다.
- 환자의 시야에 손상이 있는 경우 모든 물품을 환자 시야 내에 위치하는 곳에 둔다.

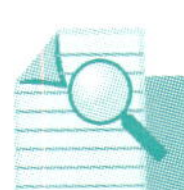

뇌종양 포인트 리뷰

셀프 복습 문제

개요

01 뇌종양에 대해 간략히 기술해보자.

– 뇌종양이란 ________(뇌실질만이 아니라 수막, 뇌신경 등도 포함)에 발생하는 신생물이다. 뇌종양은 ① 뇌실질에서 발생하는 종양, ② 뇌실질 이외에서 발생하는 종양, ③ 태생기 조직에서 발생하는 종양, ④ 전이성 종양으로 크게 분류할 수 있다.

원인

02 뇌종양의 원인에 대해 알아보자.

– 뇌종양의 발생원인은 ________ 및 ________로, 악성 신경교종이 원발성 두개내 종양의 30%를 차지한다.

증상

03 뇌종양의 증상에 대해 기술해보자.

① 두개내압 항진에 의한 증상: ______, ______, ______

② 가장 흔한 증상은 ______이다.

정답

01 두개내

02 유전학적 손상, 유전학적 변화

03 ① 두통, 구토, 유두부종
② 두통

치료

04 뇌종양 보전적 치료에 대해 기술해 보자.

① 약물 요법: ______________ 계통 약제, __________, __________, ________ 투여

② 뇌내압을 낮추어 뇌척수액의 정맥순환계 유입을 증진시키기 위해 상체를 ________시키는 체위를 취한다.

간호

05 뇌종양 환자의 간호 관리에 대해 기술해 보자.

① 간호 관리

a) ____________ 훈련을 환자 자신이 할 수 있도록 훈련 방법을 지도한다.

b) __________의 징후를 관찰한다.

c) _____ 및 _____ 청결을 유지하도록 한다.

d) 뇌수술 후 _____시간 이내에 부종이 가장 심하게 발생하므로 이 시기 뇌압관리를 철저히 한다.

e) 뇌종양 수술 후 경련 예방을 위해 ______를 투여한다.

② 식이 요법

음식은 환자가 먹기 쉬운 형태로 조리하며 강한 _____ 음식이나 ______ 음식은 피하도록 한다.

정답

04 ① 니트로소요소, 진통제, 항경련제, 항진토제
② 15~30° 상승

05 ① a) 관절가동영역(ROM)
b) 흡인성 폐렴
c) 구강, 신체
d) 48
e) 항경련제
② 산성, 밀가루

핵심 정리 문제

01 뇌종양 제거 수술을 받은 환자의 간호중재로 옳지 않은 것은?

① 수술하지 않은 쪽으로 눕도록 한다.
② 침상머리를 90° 높인 체위를 취한다.
③ 대변 시 힘을 주지 않도록 한다.
④ 광선공포증이 있으면 방을 어둡게 유지한다.
⑤ 안구부종 및 점상출혈 시 냉찜질을 해준다.

정답

01 ②
뇌종양 수술 후에는 뇌내압을 낮추어 뇌척수액의 정맥순환계 유입을 증진시키기 위해 침상머리를 15~30° 상승시켜 준다.

02 뇌종양의 종류 중 가장 많이 발생하는 것은?

① 신경아교세포종
② 뇌수막종
③ 신경초종
④ 뇌하수체선종
⑤ 악성 림프종

02 ①
* 신경아교세포종(glioma)은 뇌종양 가운데 가장 많이 발생하여 전체 30% 정도를 차지한다. 뇌수막종은 신경아교세포종 다음으로 두 번째로 많아 전체의 20% 정도를 차지한다.

03 뇌종양 환자의 간호중재로 옳지 않은 것은?

① 환자의 시야에 손상이 있는 경우 환자 시야 내에 필요한 물품을 둔다.
② 자극이 없는 음식을 제공한다.
③ 수술 부위를 위로 하여 눕도록 한다.
④ 구강 염증으로 인한 연하장애가 있을 때에는 당분간 금식하도록 한다.
⑤ 수술 후 48시간 이내에 부종이 가장 심하게 발생하므로 뇌압 관리를 철저히 한다.

03 ④
구강 내 염증 등으로 연하장애가 있을 때에도 충분히 영양을 섭취하도록 배려한다.

알츠하이머병 간호관리

1. 병태생리로 보는 알츠하이머병

알츠하이머병은 40~65세에서 진행성 치매를 주 증상으로 하여 발병하며, 치매를 일으키는 가장 흔한 퇴행성 뇌질환으로 서서히 발병하여 기억력을 포함한 인지기능의 악화가 점진적으로 진행된다. 알츠하이머형 노년치매는 뇌혈관성 치매와 함께 치매를 일으키는 대표적 질환이며, 우리나라에서는 치매의 50~60%가 이 형태이다. 연령에 따라 65세 미만에서 발병한 경우를 조발성(초로기) 알츠하이머병, 65세 이상에서 발병한 경우 만발성(노년기) 알츠하이머병으로 구분할 수 있다

병 인	• 정확한 발병 기전과 원인에 대해서는 정확히 알려져 있지는 않다. • 유전적인 요인이 전체 알츠하이머병 발병의 약 40~50%를 설명한다. • 고령, 여성, 낮은 학력, 우울증 병력이나 두부 손상의 과거력 등이 병의 위험도를 높이는 요인으로 알려져 있으나 논란이 있다.
병 태	• 대뇌의 위축(대뇌피질의 신경세포 탈락) • 신경세포 섬유변화(인산화된 타우단백이나 유비퀴틴) • 노인성 반점(아밀로이드의 침착)
증 상	**정신증상** • 기억장애로 시작되며 방향감장애, 계산력, 판단력, 인식력의 저하, 외출, 배회 등의 지적기능장애와 행동이상이 나타난다. • 인격의 변화, 판단력 및 일상생활수행능력의 저하, 초조행동, 우울증, 망상, 환각, 공격성 증가, 수면장애, 무감동 및 무관심 등 • 중기부터 시공간파악능력(지남력)의 저하, 언어상실증, 인식불능증, 행위상실증이 현저하게 나타난다. - 반향어 : 같은 말의 반복 - 언어간대 : 말의 마지막 부분만을 반복 **신경증상** • 알츠하이머병이 진행되면 대소변 실금, 몸이 경직, 보행장애, 거동의 어려움, 거동 장애와 더불어 욕창, 폐렴, 요도감염, 낙상 등의 신체적 합병증 발생

진 단 및 검 사	**진 단** • 특정 인지기능의 진행장애 • 일상생활 동작의 장애, 행동양식의 변화 • 같은 장애를 가진 가족력 **검 사** • CT, MRI(가쪽뇌실의 확대, 뇌고랑의 확대 등 뇌의 위축상 관찰) • SPECT, PET(초기에 두정엽, 측두엽의 혈류저하나 대사저하 관찰) • 혈액 검사(타우단백의 증가 관찰) • 유전자 소견 • 신경심리 검사

치 료	**대증요법이 중심** • 회상법, 음악 치료법 등 **약물 치료** • 아세틸콜린분해효소 억제제, 정신안정제 투여

2. 알츠하이머병의 간호중재

간호문제	간호진단	간호목표
• 탈수로 인해 일상생활에 지장이 있다.	• 체액량 부족 위험 상태	• 적절한 수분량을 섭취하도록 한다. • 발열, 설사, 다량의 땀 등으로 체내의 수분량을 배출하지 않도록 한다.
• 마비나 보행장애로 인해 넘어질 위험이 있다.	• 낙상위험성	• 넘어짐에 의한 신체 손상이 없도록 한다. • 현재의 신체능력을 유지한다.
• 장시간의 각성 • 숙면감이 없다. • 수면곤란, 3회 이상의 야간 각성	• 수면장애	• 하루 중의 활동과 휴식의 균형을 맞춘다. • 충분한 수면을 취하도록 한다.
• 방광괄약근의 근력저하, 방광용량의 감소 등으로 인한 기능성 요실금	• 배뇨장애	• 요실금 없이 지낼 수 있도록 한다. • 배뇨패턴을 파악할 수 있다.

간호수행

1. 탈수 예방

- 체온상승 시 냉찜질이나 안정요법을 실시한다.
- 대량의 땀을 흘릴 때에는 수분을 섭취하도록 하며, 저녁식사 후에는 수분섭취를 제한한다.
- 환자가 수시로 수분섭취를 해야 할 필요성에 대해 설명하고, 2시간마다 배뇨를 하도록 한다.
- 전해질균형이 무너질 때에는 전해질을 함유한 음료수(스포츠드링크 등)가 좋다.

2. 넘어짐으로 인한 신체 손상 방지

- 넘어지는 것에 대한 공포 등에 관련해 심리적인 간호를 수행한다.
- 환자의 신체에 적합한 의복을 착용하도록 하고, 환자나 가족에게 의복이나 침구를 준비하도록 한다.
- 주변의 조명을 밝게 하여 사고 위험을 줄인다.

3. 정상 수면 회복

- 수면환경을 조성한다.
- 낮잠은 제한하고 스트레칭 등의 운동을 적절히 하여 숙면을 취할 수 있도록 한다.
- 낮 동안의 수면시간이 길 때, 활동시간과 활동내용을 더 늘리도록 하고,
  잠들기 곤란하거나, 조기각성 등이 있는 경우, 처방된 약물을 확실하게 복용하도록 관리한다.
- 수면을 취하기 전 주변의 소음을 제거하고 마사지를 한다.
- 환자나 가족에게 수면을 저해하는 요인과 수면장애를 완화하는 방법에 대해 설명한다.

4. 요실금에 대한 간호

- 배뇨패턴을 이해하고 화장실에 가도록 유도한다.
- 실금 시 곧바로 음부를 씻고 옷을 갈아입도록 하고, 환자의 수치심에 대한 배려를 하여 심리적 간호를 한다.
- 요실금이 있어도 수분섭취량을 제한하지 않도록 교육한다.
- 이동식 변기를 준비하고 필요 시 패드를 착용하도록 한다.

5. 인지치료 간호

- 환자에게 과다한 자극이 가지 않도록 조용하고 체계적인 환경 정비를 한다.
- 환자의 방에는 안정감 있는 조명을 설치하여 그늘로 인해 환자가 두려움을 갖지 않도록 한다.
- 환자의 지남력을 증진하기 위해 반복적인 설명을 하고 한 번에 하나씩만 지시한다.
- 질환 초기 단계에서 시계나 낱장으로 된 달력 등을 걸어두면 지남력 증진에 도움이 된다.
- 환자와 대화할 때에는 되도록 간단하고 환자의 능력에 맞는 언어를 사용한다.
- 자주 사용하는 물건은 같은 자리에 두고, 환자에게 익숙한 사진을 보여준다.
- 환자가 가사활동이나 쇼핑 등 일상 활동에 참여하여 독립성을 기를 수 있도록 하되 요리 등 위험을 초래할 수 있는 활동은 가족의 감독 하에 실시하도록 한다.

알츠하이머병 포인트 리뷰

셀프 복습 문제

개요

01 알츠하이머병에 대해 간략히 기술해보자.

– 알츠하이머병은 40~65세에서 __________를 주 증상으로 하여 발병한다.

증상

02 알츠하이머병의 증상을 나열해보자.

① 정신증상 : ____________________

② 신경증상 : ____________________

치료

03 알츠하이머병의 치료법에 대해 기술해보자.

– 약물치료: __________, __________ 투여

간호

04 알츠하이머병의 간호 관리에 대해 설명해 보자.

① 체온상승 시에는 ______이나 ______을 실시한다.

② ______를 격려하고(저녁식사 후에는 제한), ______마다 배뇨를 하도록 한다.

③ 전해질 균형이 무너질 때에는 전해질을 함유한 ______가 좋다.

정답

01 진행성 치매

알츠하이머형 노년치매는 뇌혈관성 치매와 함께 치매를 일으키는 대표적 질환이다. 우리나라에서는 치매의 50~60%가 이 형태이다.

02 ① 지적기능장애 (방향감 장애, 계산력, 판단력, 인식력의 저하), 행동이상, 인격의 변화, 우울, 환각, 망상

② 언어상실증, 인식불능증, 행위상실증

03 아세틸콜린분해효소 억제제, 정신안정제

04 ① 냉찜질, 안정요법

② 수분섭취, 2시간

③ 스포츠드링크

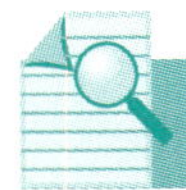

핵심 정리 문제

01 알츠하이머 환자의 간호중재로 옳지 않은 것은?

① 사람이나 동물 모양의 벽지 및 그림은 제거한다.
② 환자의 지남력 증진을 위해 시계나 낱장으로 된 달력을 벽에 걸어둔다.
③ 자주 사용하는 물건은 항상 같은 자리에 둔다.
④ 환자의 자극을 줄이기 위해 가족들의 면회를 금지한다.
⑤ 환자와 대화할 때는 짧고 명확한 문장으로 대화한다.

정답

01 ④
환자가 과거의 행복한 시절을 회상할 수 있도록 가족들이 환자 곁에서 정서적 지지를 해주어야 한다.

02 알츠하이머 환자에 대한 간호중재로 옳은 것은?

① 과거의 일보다는 최근의 일을 기억하도록 상기시킨다.
② 달력이나 시계를 환자의 눈에 띄지 않는 곳에 둔다.
③ 환자가 독립적인 생활을 할 수 있도록 간단한 과업을 직접 하도록 한다.
④ 대화 시 논리적으로 설명하여 환자를 이해시킨다.
⑤ 인지적 자극을 위해 많은 정보를 제공한다.

02 ③
* 알츠하이머 환자의 간호 : 과거의 경험에 대해 적절히 회상할 수 있도록 한다. 달력이나 시계는 환자의 지남력 증진에 도움이 되므로 눈에 잘 띄는 곳에 배치한다. 대화 시에는 단순하고 짧은 문장으로 말한다. 환자에게 정보를 제공할 때에는 핵심적인 정보만 제공한다.

파킨슨병 간호관리

1. 병태생리로 보는 파킨슨병

중뇌의 흑색질에 도파민성 신경세포의 사멸로 뇌신경전달물질인 도파민이 부족하여 대뇌 기저핵이 장애를 받아, 안정 시 진전(resting tremor), 경직(rigidity), 서동증(bradykinesia) 등의 증상이 발생하는 질환이다. 알츠하이머병과 함께 가장 유명한 신경 퇴행성 뇌 질환의 하나이다.

병 인	• 주로 50~60대에 발병하며 남성에게 약간 많이 나타난다. • 대부분 원인불명이며 유전성, 가족성인 것도 있다.

병 태	• 중뇌의 흑색질의 도파민성 신경세포의 퇴화로 신경전달 물질인 '도파민'이 감소된다. • 중뇌의 흑색질에는 멜라닌 색소가 포함되어 있어 세포의 퇴화와 함께 흑색질 부위도 멜라닌 신경세포의 탈락이 나타난다. • 신경전달물질인 도파민이 부족해져서 서동증, 경직, 안정시 진전, 보행장애 등 여러 가지 증세를 나타낸다. • 파킨슨병의 원인은 두 가지로 구분된다. 첫째, 원인이 밝혀지지 않은 특발성 파킨슨병이며, 다른 하나는 외상, 뇌졸중 등의 혈관성 질환 및 감염의 후유증, 약물, 망간, 연탄가스 및 MPTP 등과 같은 물질의 독성에 의한 이차성 파킨슨 증후군이다.

증 상	**떨림** • 증상으로 흔히 진전이 나타나며, 안정시에는 떨리다가 손에 힘을 주거나 행동을 시작하면 감소한다. 팔, 다리 턱 및 몸통 등에서도 떨림이 일어날 수 있다. • 안정시 손 떨림은 손가락으로 알약을 굴리는 듯한(pill-rolling tremor) 손동작을 취한다. • 정서적 긴장 시, 피로, 추위에 노출 시 진전 악화 **경직** • 근육긴장이 증가해 굳어지는 증상이다. • 검사자가 환자의 관절을 움직여 보면 뻣뻣하고 유연성이 없게 느껴진다. • 관절부위의 경직이 톱니바퀴 돌아가는 듯하게(cogwheel rigidity) 느껴지기도 한다.

증 상

서동(bradykinesia)

- 행동이 느리며, 의자에서 일어나거나 누웠다 일어나기가 어렵고, 팔운동이 감소되고, 얼굴표정이 없고, 말소리와 글씨크기가 작아지고 느려진다.
- 자세 : 머리와 척추가 앞으로 굽어지고 어깨는 움츠러드는 구부정한 자세가 된다.
- 보행 : 첫걸음 내딛는 것이 곤란하며 보폭을 좁고 질질 끄는 걸음으로 보행한다.

자세불안정성(postural instability) 및 보행장애

- 목을 앞으로 내밀거나 상체가 앞으로 숙여지고 무릎이 약간 구부러진 **구부정한 자세**를 취하는 것이 특징이다. 균형을 잡는 반사 능력이 소실되어서 잘 넘어지게 된다.
- **보행동결**은 처음 보행 시작하거나 방향을 돌 때 걸음의 첫 동작이 잘 안되며, 안절부절못하고 처음 행동에 주저함이 심하다가 점차 풀리듯 움직임이 일어난다.
- **가속보행**은 보행에서 걸음이 처음에는 힘들게 시작되지만 점차 속도가 빨라져서 마치 뛰는 듯 달려가는 수도 있고 결국 넘어지게 되기도 한다.

그밖의 증상

- 안검 경련, 침흘림, 질질 끄는 걸음, 단조로운 목소리, 가면 같은 표정
- 체중감소, 불면증, 우울, 감정변화
- 과다발한, 지루성 두피, 배뇨장애, 변비, 체위성 저혈압

진 단 및 검 사

- 파킨슨병 척도 검사(Unified Parkinson' s Disease Rating Scale; UPDRS)
- Brain MRI
- FP- CIT PET(뇌 도파민 운반체 영상), Brain FDG PET(뇌의 포도당 대사 확인)
- 자율신경계 기능 검사 , 유전자 검사(PARK1~18 등)

치 료	증상의 조절을 위해 약물요법이 주로 이루어지고 있다. **약물요법** • 도파민 제제(Levodopa) • 도파민 효현제(Dopamine agonist) • 아만타딘(Amantadine) • 마오비 억제제(MAO–B inhibitor) • 콤트 억제제(COMT inhibitor, Entacapone) • 항콜린성 제제(Anticholinergics) **외과요법** • 뇌심부 자극 수술 • 약물치료에 따른 '후기 운동 합병증'이 발생하는 경우, 수술적인 치료방법을 고려한다.

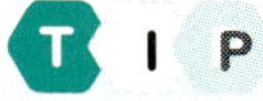

레보도파(Levodopa) 투여 지침

- 파킨슨병 치료에 유용하며 근육강직증상 완화 목적으로 투여한다.
- 공복 시 흡수가 잘되지만 오심이 있으면 음식과 함께 복용한다.
- 돼지고기, 생선, 계란, 치즈, 땅콩, 해바라기 씨, 알코올 등의 섭취를 제한한다.
- 단백질은 레보도파 흡수를 방해하고 비타민 B_6는 간에서 레보도파 전환을 증가시키고 뇌 도파민 전환 기능을 감소시키므로 섭취를 제한한다.*

2. 파킨슨병의 간호중재

간호문제	간호진단	간호목표
• 운동장애에 의하여 서서히 신체의 움직임이 어려워진다.	• 운동장애	• 목적하는 행동을 할 수 있는 능력이 유지된다. • 관절가동영역이 유지된다.
• 환자의 보행장애(질질 끄는 걸음, 가속보행 또는 보행동결), 자세불안정과 관련된 낙상이 발생할 수 있다.	• 낙상위험성	• 낙상 위험요소에 대해 알고 있다. • 필요한 보조기구를 이용하여 낙상 예방전략을 실천한다. • 낙상이 발생하지 않는다.
• 자율신경장애로 인한 배뇨 장애(요폐 또는 빈뇨, 요실금)	• 배뇨장애	• 배뇨장애가 사라지거나 감소한다. • 적절한 양의 배뇨가 가능하다. • 배뇨를 자제할 수 있게 된다.
• 약의 부작용, 운동부족에 의한 변비가 발생할 수 있다.	• 변비	• 변비의 상태가 개선된다. • 적어도 2~3일에 한 번은 배변이 가능하도록 한다.

간호수행

1. 신체 활동 능력 회복

- 프로그램에 맞는 재활요법을 실시하고, 재활요법의 필요성과 방법을 설명한다.
- 물리치료, 능동적·수동적 관절운동을 수행한다.
- 매일 지속적인 운동을 하여 근육과 관절의 건강을 유지하도록 한다.
- 장시간 부동자세를 금지하고 규칙적으로 체위 변경을 해준다.
- 자주 목욕을 시켜 청결을 유지한다.
- 안면근육, 혀근육 운동과 언어훈련을 시행한다.
- 환자 주변의 위험요소를 제거하고 조명은 밝게 유지하여 사고를 예방한다.

2. 배뇨·배변 기능 회복

- 매일 정시에 배변을 보도록 시도하고, 요실금의 경우 기저귀를 사용한다.
- 침대 옆에 소변기를 준비해둔다.
- 적절한 수분을 섭취하도록 하며(기상 시 매일 아침 냉수 1컵), 복부 마사지나 따뜻한 찜질을 해 준다.
- 처방에 의한 배변완하제를 투여하며, 요폐 시 도뇨를 실시하고, 경우에 따라 유치카테터를 선택한다.

3. 식이요법

- 5가지 영양소의 균형잡힌 식이, 섬유식, 비타민 C, E가 풍부한 음식을 소량씩 자주 제공한다.
- 고단백식, 비타민B_6는 제한한다. *

파킨슨병 포인트 리뷰

셀프 복습 문제

개요

01 파킨슨병에 대해 간략히 기술해보자.

- 파킨슨병이란 추체외로계의 퇴행성 변화로, ____________이 장애를 받아 근육긴장의 이상에 의해 너무 움직이지 않는 증상이다. 알츠하이머병과 함께 가장 유명한 신경변성질환의 하나이다.

증상

02 파킨슨병의 증상에 대해 기술해보자.

① 초기증상으로 흔히 _________이 나타나지만 안정 시에는 떨리다가 손에 힘을 주거나 행동을 시작하면 감소한다. 환약 굴리는 듯한 (pill-rolling tremor) 손동작을 취하기도 함

② _________은 근육긴장이 증가해 굳어지는 증상으로 검사자가 환자의 관절을 움직여 보면 뻣뻣하고 유연성이 없게 느껴진다.

진단 및 검사

03 파킨슨병의 진단 검사에 대해 기술해보자.

① 파킨슨병 _________ 검사(UPDRS)

② FP- CIT PET(뇌 _________ 운반체 영상),

정답

01 대뇌기저핵

02 ① 진전
② 경직

03 ① 척도
② 도파민

치료

04 파킨슨병의 주된 치료로 약물요법이 이루어지는데 약물 치료제로는 어떤 것들이 쓰이는가?

– ____________, ____________, ____________,
____________, ____________, ____________ 등 투여

간호

05 파킨슨병 환자에 대한 간호내용을 기술해보자.

① 매일 지속적인 운동을 하여 ______과 ______의 건강 유지
② 장시간 ________를 금지하고 규칙적으로 ______ 변경
③ 처방에 따른 ________를 투여한다.

06 파킨슨병 환자의 식이요법에 대해 기술해보자.

① ____________, ____________, ____________가 풍부한 음식을 소량씩 자주 제공한다..
② ________, ________는 제한한다.

정답

04 L-Dopa, 항콜린제제, Dopanine 효현제(효능제), MAOB 억제제, COMT 억제제, 아만타딘

05 ① 근육, 관절
② 부동자세, 체위
③ 배변완화제

06 ① 균형잡힌 식이, 섬유식, 비타민 C, E
② 고단백식, 비타민B_6

핵심 정리 문제

01 파킨슨병 환자의 진전(떨림)에 대한 설명으로 옳지 않은 것은?

① 초기증상으로 흔히 진전이 나타난다.
② 손에 힘을 주거나 행동을 시작하면 감소한다
③ 휴식 시에는 진전이 사라진다.
④ 피곤하거나 긴장하면 악화된다.
⑤ 진전으로 인한 소서증(micrographia)이 나타난다.

정답

01 ③
파킨스병의 진전 증상은 활동하지 않을 때 시작되어 한 가지 활동에 집중하면 사라진다.

02 파킨슨병 환자의 간호계획으로 옳은 것은?

① 5가지 영양소의 균형잡힌 식이를 소량씩 자주 제공한다.
② 절대 안정해야 하므로 활동을 제한한다.
③ 진전 증상 시 안정제를 투여한다.
④ 레보도파 투약 기간에는 고단백 식이를 제공한다.
⑤ 수분섭취를 제한한다.

02 ①
* 신체 기능을 회복하기 위해 환자에게 재활요법 및 운동의 필요성을 설명한다. 안정제, 비타민 B_6는 레보도파의 효과를 감소시키므로 금한다. 단백질은 레보도파의 흡수를 억제하므로 약물투여가 가까운 시간에는 단백질 섭취를 제한한다. 매일 아침 기상 시 냉수 1컵을 마시도록 하고 적절한 수분을 섭취하도록 한다.

03 파킨슨병이 의심되는 환자에게서 예측할 수 있는 증상으로 옳은 것은?

① 구강 건조
② 천명음
③ 보름달 모양 얼굴
④ 수전증
⑤ 실어증

03 ④
* 파킨슨병의 특징적인 증상으로는 수전증(pill-rolling tremor), 가면 같은 얼굴, 서동증, 단조로운 목소리, 침흘림 등이 있다.

04 파킨슨병 환자에게 사용하는 레보도파(L-dopa) 사용 시 주의해야 할 점으로 옳지 않은 것은?

① 알코올 섭취를 제한한다.
② 투약 시에는 고단백식이를 제한한다.
③ 흡수를 돕는 비타민 B_6를 함께 섭취하도록 한다.
④ 공복 시 흡수가 잘된다.
⑤ 오심, 구토, 구강건조의 부작용이 있다.

정답

04 ③
비타민 B_6는 레보도파의 효과를 차단하므로 섭취를 금한다.

1. 병태생리로 보는 근위축성측삭경화증

근위축성측삭경화증(amyotrophic lateral sclerosis, ALS)이란 운동신경원의 상실이 특징으로 나타나는 신경학적 장애이다. ALS는 근육위축을 초래하는 질환 중에서 특히 빠른 진행을 보이며 병리학적으로 척수의 가쪽백색질기둥이 변성 · 탈락되고 있다는 사실이 밝혀졌다. 후에 추체로가 통과하는 가쪽백색질기둥만이 아니라 근육을 직접 지배하는 척수앞뿔세포(anterior horn cell)나 연수운동신경세포도 변성 · 탈락되고 있다는 사실이 밝혀졌다.

병 인

- 주로 40~60대에 발생되며, 남성에서 발병률이 좀 더 높다.
- 정확한 원인은 밝혀지지 않았으며, 신경퇴행성질환, 고령, 흡연, 활발한 운동, 살충제 노출, 바이러스 감염이나 독성 물질 등이 위험도를 높이는 것으로 의심된다.

※ 약 10%에서 유전을 하는 가족성 ALS이며, 알려진 유전자들로는 SOD1, TARDBP, FUS, C9orf72 등이 있다. SOD는 superoxide(O_2^-)라는 활성 산소를 제거하는 효소로, SOD의 활성 저하는 O_2^-의 처리 장애를 의미하므로 O_2^-에 의한 신경세포의 장애가 병인으로 추정되고 있다. SOD1유전자변이가 있는 경우 발병연령이 상대적으로 낮다.

병 태

- 상위운동신경세포(추체로)와 하위운동신경세포(연수운동신경세포와 척수앞뿔세포)의 변성, 탈락이 나타난다. ALS는 수의근육에만 영향을 주며 불수의근에는 영향을 주지 않는다. 따라서 감각신경과 자율신경은 거의 침범되지 않는다.

증 상

병의 진행속도가 개인에 따라 차이가 많고, 초기 운동장애가 나타나는 부위도 다양하여 초기 진단이 어려울 수 있다. 증상 발생에서 점차 악화되어 처음 진단되는 시점까지의 기간이 길수록 예후가 좋다. 병이 진행할수록 근력약화가 더 심해지고 호흡장애도 초래한다.

초기증상

- 발병이 완만하고 비교적 가벼운 증상으로 시작한다.
- 약 2/3에서는 팔다리 증상으로 손동작이 어눌하거나 발이 약간 끌리는 증상으로 시작한다.
- 약 1/3에서는 연수마비로 인한 구음장애 증상으로 시작한다.

하위운동신경세포 변성증상

- 근육위축
- 근섬유다발수축(fasciculation)
- 근력저하

증 상	**상위운동신경세포 증상** • 강직성 마비 • 심부건반사 항진 • 병적반사 출현(Babinski 반사, Hoffmann 징후 양성) **연수마비 증상** • 혀의 근육위축과 발성근육 마비로 인한 구음장애 • 연하곤란(dysphagia), 위축침분비 과다(sialorrhea), 영양실조 진행 **기타 증상** • 피로감 • 부적절한 감정표현(과도한 웃음이나 울음)
진 단 및 검 사	**ALS 에서 거의 나타나지 않는 증상** • 자율신경을 침범하지 않으므로 방광장애, 직장장애가 거의 없다. • 안구운동장애가 거의 없다. • 감각장애가 거의 없다. • 욕창이 거의 없다(피부 콜라겐 변화로 추정). **검사 : 확진을 위한 특이적 검사는 없고, ALS 단서를 찾기 위한 검사와 감별진단 검사 시행** • 근전도(신경성 이상의 유형) • 신경전도검사 • 근육생검 • 실험실 검사: 혈청단백전기영동, 갑상선/부갑상선호르몬, 뇌척수액 검사 등 • 영상검사: 경부 척수 X-선 검사, MRI
치 료	**대증요법이 중심** • 대증요법 및 생활지도 • 연하훈련 • 언어요법 • 운동요법

2. 근위축성측삭경화의 간호중재

간호문제	간호진단	간호목표
• 연하 장애로 인한 기도 폐쇄 및 영양 불균형	• 연하 장애, 신경 근육 계통의 장애, 비효과적인 기도 정화로 인한 기도 폐쇄 위험 • 연하 곤란의 증상 • 급격한 체중 감소 • 팔의 근력 저하	• 필요한 영양과 수분을 연하장애 없이 섭취할 수 있다. • 경구 섭취의 한계를 판별하여 대체 방법(경관 영양 요법)으로 전환시킨다. • 연하장애성 폐렴 증상이 없도록 한다. • 필요 섭취량의 섭취가 가능하여 영양 결핍 상태가 되지 않는다.
• 구음장애로 인한 의사소통 불가	• 구음장애 • 호흡장애 • 기관절개	• 의사와 욕구의 전달이 원활해진다. • 장애를 보완하는 대체수단을 유지할 수 있다.
• 신체 운동의 장애로 인한 전도 및 외상의 위험	• 전신의 근육 위축과 근력 저하로 인한 신체 손상	• 폐용 증후군을 예방할 수 있다.

간호수행

1. 연하장애 완화

- 식사시간 전후로 호흡양상을 확인한다.
- 필요 시 가래배출 지원 및 흡입 등 호흡기 정화에 대한 도움을 주고, 기침 능력을 향상시키는 호흡물리요법, 기계적 기침 도움을 이용한다.
- 반 고형물(두부, 푸딩, 요구르트 등)이나 침을 증대시키는 음식물을 섭취한다.
- 연하장애를 일으키기 쉬운 음식은 피하도록 교육하며, 식사 후 구강 내 청결을 유지하도록 한다.
- 연하장애 시 고개를 앞으로 약간 숙이고 음식을 먹도록 한다.
- 씹는 근육의 재활을 실시하도록 하고, 잘 삼킬 수 없을 때는 천천히 호흡을 조정하도록 설명한다.
- 필요 시 경관 영양, 수액 관리, 수분 출납 관리를 행한다.
- 식사 후 누워 있으면 연하곤란으로 흡인되기 쉬우므로 몸을 일으키도록 한다.

2. 구음 장애 해소

- 환자가 전달하려는 말을 이해하도록 노력한다.
- 장애의 정도에 맞는 의사소통 방법을 상담하고 선택하도록 연구한다(필담, 안구 운동, 컴퓨터 등).
- 호흡·발성 훈련을 하도록 격려한다.

3. 운동장애 완화

- 폐용 증후군의 예방을 위해 피로가 남지 않을 정도의 기능 훈련 및 일상생활 속에서 재활을 실시한다.
- 피로 완화를 위해 중요한 일은 가능한 한 오전에 하도록 한다.
- 타동적인 관절 구축 예방 등을 실시하고, 동작 시 가벼운 의복 차림, 침대, 조명 및 병실 등의 환경을 정비한다.
- 보조기구를 이용하여 가능한 한 신체활동을 하도록 한다.

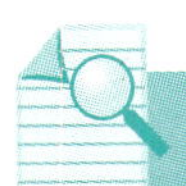

근위축성측삭경화증(루게릭병) 포인트 리뷰

셀프 복습 문제

개요

01 근위축성 측삭경화증에 대해 간략히 기술해보자.

– __________의 상실이 특징으로 나타나는 신경학적 장애이다. 운동기능이 사라지는 동안에도 인지적으로는 정상을 유지한다.

증상

02 근위축성 측삭경화증의 증상에 대해 기술해보자.

초기증상	• 발병이 완만하다. • 팔다리 증상으로 ① ________이 어눌하고, 근력저하가 나타나게 된다.
하위운동신경세포 변성증상	• 근육위축 • 근섬유다발수축 • 근력저하
상위운동신경세포 증상	• 심부건반사 항진 • 강직성마비 • 병적반사 출현(② ________반사 양성)
③ ________증상	• 혀의 근육 위축 • 구음장애 • 연하곤란
기타증상	• 부적절한 감정표현(④ __________)

진단

03 ALS에서 거의 나타나지 않는 4대 음성 징후는?

– __________, __________, __________, __________가(이) 없음

정답

01 운동신경원

02 ① 손가락근육
② Babinski
③ 연수(숨뇌)마비
④ 과도한 웃음이나 울음

03 방광직장장애, 안구운동장애, 감각장애, 욕창

치료

04 근위축성 측삭경화증의 치료는 ________이 중심이 된다.

간호

05 근위축성 측삭경화증의 간호 관리에 대해 기술해보자.

① 식사시간 전후로 ________을 확인한다.

② 연하장애가 심한 사람은 ________, ________, ________ 등의 ________을 천천히 먹게 한다.

③ 보조기구를 사용하여 가능한 한 ________을 하도록 한다.

정답

04 대증요법

05 ① 호흡양상
② 두부, 요구르트, 푸딩, 반고형식
③ 신체활동

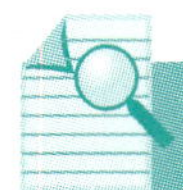

핵심 정리 문제

01 근위축성 측삭경화증 환자의 증상으로 옳은 것은?

① 안구운동장애
② 근력저하
③ 방광직장장애
④ 욕창
⑤ 감각장애

02 다음 중 근위축성 측삭경화증의 증상으로 옳지 않은 것은?

① 손가락근육 위축
② 바빈스키 반사 양성
③ 인지기능 저하
④ 연하장애
⑤ 다리운동장애

03 근위축성 측삭경화증 환자의 간호중재로 옳은 것은?

① 근위축 상태에서는 되도록 침상 안정을 해야 함을 교육한다.
② 연하곤란으로 인한 흡인 방지를 위해 식사 후 누워서 휴식을 취하도록 한다.
③ 보조기구를 이용하여 신체활동을 하도록 격려한다.
④ 통증 조절을 위해 Levodopa를 투여한다.
⑤ 액체로 된 음식을 제공한다.

정답

01 ②
①, ③, ④, ⑤는 근위축성 측삭경화증에서 나타나지 않는 4대 음성징후이다.

02 ③
근위축성 측삭경화증은 운동신경원의 상실이 특징적으로 나타나는 신경학적 장애이다. 운동기능이 상실되어도 인지기능은 정상을 유지한다.

03 ③
* 근위축성 측삭경화증 환자의 치료법으로는 재활요법 및 대증요법이 중심이 된다. 근육 손상을 방지하기 위해 가능한 한 운동을 하고 일상생활을 할 수 있도록 격려한다. 식사 후 누워 있으면 흡인 위험이 있으므로 몸을 일으키도록 하고, 액체 음식이 고체 음식보다 흡인 가능성이 높으므로 반고형식을 천천히 섭취하도록 한다. Levodopa는 파킨슨병의 치료제로 쓰인다.

다발경화증 간호관리

1. 병태생리로 보는 다발경화증

다발성 경화증은 중추신경계의 염증성 수초 탈락으로 뇌와 척수의 전도장애를 초래하는 수초탈락성 중추성질환이다. 수초탈락이라는 것은 신경의 축삭주위를 감싸는 수초(말이집)가 "벗겨진다"는 의미이다. 즉, 뇌, 시신경, 척수 백질 등의 수초가 벗겨져 떨어짐으로써 신경흥분의 전도가 장애를 받아 여러 형태의 신경증상을 보이는 질환을 말한다.

병 인	• 여성의 발병률이 더 높으며 20~40세에 가장 많이 발병한다. • 동양인은 서양인에 비해 발병률이 낮다.
병 태	• 중추신경계 어디에서나 발생할 수 있지만, 특히 뇌실주위백질, 시신경 및 시신경교차, 척수, 뇌줄기, 소뇌다리 그리고 뇌량에 잘 발생한다. • 오래되었거나 새롭게 나타난 수초탈락반점(plaque)이 점점이 존재하는 것이 특징 • 우선 뇌혈관장벽이 파손되며 T세포나 대식세포가 침윤된다. • 자가면역체계의 이상에 의해 유발 • 자가반응 T세포가 중추신경계 밖에서 활성화되고 혈액뇌장벽을 통과하여 중추신경계로 이동하여 염증반응을 일으켜 수초를 파괴한다.
증 상	• 시력장애: 안구후시신경염/눈뒤시각신경염(가장 많다), 복시, 안구진탕 • 운동마비: 경직 하반신마비의 형태(피질척수로의 장애) • 감각장애: 진동감각의 장애, Lhermitte's sign, 통증성 긴장경련, 통각 감퇴 • 운동실조(소뇌의 장애) • 방광·직장 장애, 배변 및 배뇨장애 • 뇌간 장애: 양측성 MLF증후군, 안면근육의 근력저하, 안면경련, 난청, 이명, 현기증 • 정신증상: 다행증(euphoria), 우울증, 인지장애 • 언어장애, 연하장애, 피로, 근육강직 및 허약

진 단 및 검 사	**임상적 진단** • 신경학적 진찰에서 국소병터를 뜻하는 신경계 징후를 확인할 경우 • 시력저하(재발과 관해를 반복한다): 시신경염의 경우 나타남 **검 사** • 뇌척수액 검사 • 머리척수부위의MRI 검사 ※ **MRI 검사 시 중추신경계(뇌, 척수)의 백질에서 플라그와 반흔조직 발견)** • 뇌파 검사 • 근전도 검사 시 비정상 소견
치 료	• **약물요법** _ 급성치료: 부신피질스테로이드제 또는 ACTH _ 질병조절 치료: 면역억제제(인터페론-β요법), 면역조절제 _ 대증치료: 항경련제, 항우울제,진정제 **약물처방** carbamazepine(Tegretol), phenytoin, amitriptyline, cyclophosphamide(Cytoxan) • **대증요법** _ 물리요법 _ 통증에 대한 요법 • **일반적 주의** : 안정, 낙상예방, 영양유지

2. 다발경화증의 간호중재

간호문제	간호진단	간호목표
• 시력 장애, 운동 장애로 인한 낙상위험 • 감각 장애로 인한 외상 위험 있음	• 시력 장애, 운동 장애, 감각 장애 등으로 인한 신체 손상 위험성	**일상 활동 회복** • 일상생활에서 전도에 의한 외상이나 골절을 일으키지 않는다. • 위험에 대한 유의점에 대해 언급할 수 있다. • 필요에 따라 간호사 호출 등에 의해 타인의 도움을 얻을 수 있다.
• 감각 운동 기능 결손, 방광 팽창	• 배뇨장애	**배뇨 장애 해소** • 배뇨 조절 능력 유지 • 요폐 : 적당한 양의 소변이 가능하다. • 요실금 : 소변을 자제할 수 있다.
• 요도 카테터 설치, 약물치료로 인한 방어력 저하로 감염 위험 상태	• 요로 감염 위험성	**요로 감염 위험성 제거** • 감염을 일으키지 않는다. • 감염 증상이 보이지 않는다. • 감염의 위험 요인·예방 방법에 대해 설명한다.

간호수행

1. 일상 활동 회복

- 단백질, 비타민 등이 풍부한 균형 잡힌식사를 제공한다.
- 과다한 활동이나 스트레스, 급격한 온도 변화(체온상승, 열, 뜨거운 목욕, 급격한 추위), 상기도 감염 환자와의 접촉 등 질병 악화요인을 피하도록 교육한다.
- 환자가 자주 사용하는 물건을 가까운 곳에 비치한다.
- 침대 높이, 침대 울타리, 난간, 발판 등을 조정한다.
- 미끄럽거나 벗겨지지 않는 신발을 신도록 하고, 장애의 정도에 따라 보조 도구 및 간호 용구를 사용한다.
- 복시에는 안대 사용을 시도한다; 복시 완화를 위해 안대를 양쪽 눈에 교대로 착용
- 관절가동운동, 근육신전운동을 실시한다.

2. 배뇨 및 배변 장애 해소

- 수분 및 섬유질을 충분히 섭취하여 변비를 예방하도록 한다.
- 배변완하제, 좌약 투여, 관장 실시 등을 수행한다.
- 아랫배를 눌러 방광을 짜는 Crede 방법을 실시하고, Kegel 운동법을 교육한다.
- 처방에 의한 약물을 투여하고, 약물요법이나 도뇨관 사용의 필요성에 대해 설명한다.
- 요폐 시 관을 통한 배뇨를 실시하며, 필요한 경우 도뇨관을 설치한다.

3. 요로 감염 위험성 제거

- 방광 및 비뇨기계 감염을 예방한다.
- 카테터 삽입 시 멸균 작업을 하며 카테터 및 튜브의 연결부는 가능한 밖으로 내놓지 않는다.
- 바지나 기저귀가 더러워지거나 습기가 찼을 때 즉시 교체하고, 요로 감염의 원인 및 예방법에 대해 설명한다.

다발경화증 포인트 리뷰

셀프 복습 문제

개요

01 다발경화증에 대해 간략히 기술해보자.

① 중추신경계의 염증성 수초 탈락으로 ____와 ______의 전도 장애를 초래하는 질환이다.

② 원인은 정확히 밝혀지지 않았으나 ________, ________, 등의 원인과 관련된 것으로 알려져 있다.

증상

02 다발경화증의 증상에 대해 기술해보자.

① 시력장애: ________________, __________, __________

② 감각장애: _________의 장애, 통증성 긴장경련, 통각 감퇴

③ 뇌간장애: _______________증후군, 안면근육의 근력저하, 난청, 이명, 현기증 등

진단 검사

03 다발경화증의 진단 검사에 대해 기술해보자.

– MRI 검사 시 중추신경계(뇌와 척수)의 백질에서 ________와 __________ 발견

정답

01 ① 뇌, 척수
② 면역, 유전

02 ① 안구후시신경염, 복시, 안구진탕 등
② 진동감각
③ 양측성 MLF

03 플라그, 반흔조직

치료

04 다발경화증의 치료 방법에 대해 기술해보자.

① 약제 투여: ________, ________, ________, ________, ________, ________ 등

② 대증요법: ________, ________

정답

04 ① 면역조절제, 면역억제제, 스테로이드제, 항경련제, 항우울제, 진정제
② 물리요법, 통증에 대한 요법

간호

05 다발경화증의 간호 관리에 대해 설명해 보자.

① ________운동, ________운동을 실시한다.

② ______ 및 ________ 섭취로 변비 예방

③ ________ 및 ______ 투여, ______ 실시

④ 복시 완화를 위해 ______를 양쪽 눈에 교대로 적용한다.

05 ① 관절가동, 근육신전
② 수분, 섬유질
③ 배변완화제, 좌약, 관장
④ 안대

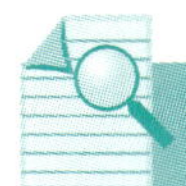

핵심 정리 문제

01 다음 중 다발경화증 진단을 받은 환자의 증상으로 옳지 않은 것은?

① 안구후시신경염
② 안면경련
③ 다행증
④ 인지장애
⑤ 진전으로 인한 소서증

02 다발경화증에 대한 설명으로 옳은 것은?

① 자가면역 이상으로 발병한다.
② 50세 이상의 남성에게 호발한다.
③ 동양인이 서양인보다 발병률이 높다.
④ Pill-rolling tremor 증상이 나타난다.
⑤ 방광·직장 장애의 음성징후가 나타난다.

03 다발경화증 환자에 대한 간호로 옳지 않은 것은?

① 근력 위축 예방을 위해 근육신전운동을 하도록 한다.
② 추위나 급격한 온도 변화에 노출되지 않도록 한다.
③ 배뇨장애 예방을 위해 수분 섭취를 제한하도록 한다.
④ 단백질, 비타민, 섬유질이 풍부한 식단을 제공한다.
⑤ 복시에는 안대 사용을 하도록 권한다.

정답

01 ⑤
진전으로 인한 소서증은 파킨슨병의 증상이다.

02 ①
* 서양인의 발병률이 더 높고, 남성보다는 여성에게서 많이 발병한다. 20~40세에 가장 많이 발병한다. 손가락으로 알약을 굴리는 듯한 동작(pill-rolling tremor)은 파킨슨병의 증상이다. 다발경화증에서는 방광·직장 장애로 인해 배뇨 및 배변 장애가 일어난다. 방광·직장 장애가 나타나지 않는 것은 루게릭병의 4대 음성징후 중 하나이다.

03 ③
수분 및 섬유질을 충분히 섭취하여 변비를 예방하도록 한다.

말초신경병증 간호관리

1. 병태생리로 보는 말초신경병증

말초신경병증의 장애가 일어나는 유형에는 여러 가지가 있다. 말초신경이 장애(신경병증)를 받는 형태에 따라 단일신경병증, 다발 단일신경병증, 다발신경병증 등으로 나눌 수 있다.

병 인	**단일신경병증** • 압박성 신경병증 : 주로 외상이나 국소 압박에 의해 발생 • 안면신경 마비 : 벨마비, 람세이 헌트 증후군, 라임병, HIV감염, 종양 • 수근관 증후군 : 정중신경이 손목에서 눌려 발생 **다발 단일신경병증** • 혈관염에 동반되는 신경병증 : PAN이나 SLE 등의 결합조직질환에서는 종종 말초혈관의 장애 때문에 말초신경으로의 영양공급이 장애를 받는다. 이 때문에 전신 여러 곳에서 혈관장애가 있는 부위와 일치는 단발의 말초신경병증이 발생한다. **다발 신경병증을 초래하는 질환** • 대사성 신경병증 : 당뇨병성 신경병증, 요독증성 신경병증, 알코올성 신경병증 • 중독성 신경병증 • 유전성 신경병증 : Charcot-Marie-Tooth병 • 신경병증 : Guillain-Barré 증후군, Fisher증후군 • 급성 염증 • 만성염증 신경병증

병 태	**단일신경병증** • 1개의 말초신경이 장애를 받는 경우, 국한된 장애 **단일신경병증 다발** • 단발 신경병증이 다발하는 경우 • 전신의 여기저기에서 국한된 신경병증이 산재성으로 발생 **다발 신경병증** • 복수의 말초신경이 어떤 몸의 부분에서 동시에 손상을 입는 경우 • 장애를 받는 말초신경이 좌우대칭성, 특히 사지 말초에 강하게 나타나는 것이 특징 • 중독이나 대사이상, 유전성 질환 등 전신성으로 장애를 야기하는 질환에서 발생

증 상	• 팔, 다리 저림 • 감각장애 • 운동장애 • 운동실조
진 단 및 검 사	• 수근관 증후군의 특징적인 신체 증상 확인: Phalen test, Tinel 징후 • 신경전도 검사 • 신경생검
치 료	• **수근관증후군의 보존적 치료** – 수관절 고정 및 NSAIDs(경구), 스테로이드(경구, 국소주사) • **원인에 따른 치료** – 압박성 수술요법 실시(굴곡지대 절개술에 의한 압력제거 및 내시경수술 실시) • **신경염 : 감압수술, 신경염 통증 관리** – 다발간일 신경병증: 원인이되는 혈관염치료, 스테로이드치료, 신경염 통증 관리 – 다발 신경병증: 급성염증은 면역글로블린주사, 만성염증성은 스테로이드치료

2. 말초신경병증의 간호중재

간호문제	간호진단	간호목표
• 감각저하, 기립성 저혈압	• 신체손상 위험성	**신체손상 예방** • 대상자가 신체손상을 예방하기 위해 주의해야 할 사항을 설명할 수 있도록 한다. **건강한 상태 유지** • 대상자가 신체 손상을 받지 않은 건강한 상태를 유지하도록 한다.

간호수행

1. 신체손상 예방

- 발이나 다리에 감각저하가 있을 때 적절한 발 간호의 중요성을 설명한다.
- 다음의 잠재적인 위험을 확인하도록 교육한다.
  ① 극단적 기온의 환경에 노출(예 : 동상)되지 않도록 예방하고
  ② 욕조나 설거지물이 너무 뜨겁지 않은지 확인하며
  ③ 자고 있는 동안 발에 열을 접촉할 때(예 : 뜨거운 패드나 방사선) 주의한다.

2. 건강한 상태 유지

- 흡연은 혈관을 수축시켜 신경병변을 악화시키므로 금연을 위한 프로그램을 소개한다.
- 체위성 저혈압 대상자는 천천히 일어나도록 하고,
  하지의 혈액정체를 최소화하기 위해 탄력스타킹을 착용하게 한다.

말초신경병증 포인트 리뷰

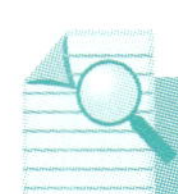

셀프 복습 문제

병인 및 병태

01 말초신경병의 종류에 따른 병인에 대해 기술해보자.

	단발신경병증	다발성 단발신경병증
병인	• 외상성 신경병증 : 팔을 장시간 압박하는 것이 원인 • 안면신경 마비 : 얼굴 외상, ① __________ • 수근관 증후군 : 협착된 부위의 말초신경이 만성적으로 외력을 받아 생기는 장애 • 납 신경장애	• 결절성 다발동맥염에 동반되는 신경병증 : PAN이나 SLE 등의 ② __________에서는 종종 말초혈관의 장애 때문에 말초신경으로의 영양공급이 장애를 받는다. 이 때문에 전신 여러 곳에서 혈관장애가 있는 부위와 일치하는 단발의 말초신경병증이 발생한다.

정답

01 ① Sarcoidosis
② 결합조직질환

증상

02 말초신경병증의 증상으로 옳은 것을 모두 골라보자.

① 팔 저림
② 감각장애
③ 운동장애
④ 운동실조

02 ①, ②, ③, ④

치료

03 말초신경병증의 보존적 치료에 대해 기술해보자.

– 보존적 치료: __________ 고정 및 ____________(경구), ________________(경구, 국소주사) 투여

03 수관절, NSAIDs, 스테로이드

간호

04 말초신경병증의 간호에 대해 설명해보자.

① 발이나 다리에 ________가 있는 경우 적절한 발 간호의 중요성을 설명한다.

② _____은 혈관을 수축시켜 신경병변을 악화시키므로 _____을 위한 프로그램을 소개시켜 준다.

③ ___________ 대상자는 천천히 일어나도록 한다.

④ 하지의 혈액정체를 최소화하기 위해 ______________을 착용하게 한다.

정답

04 ① 감각저하
② 흡연, 금연
③ 체위성 저혈압
④ 탄력스타킹

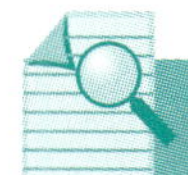

핵심 정리 문제

01 말초신경병증의 증상으로 옳지 않은 것은?

① 팔 저림
② 인지장애
③ 운동장애
④ 운동실조
⑤ 감각장애

02 말초신경병증에 대한 간호중재로 옳지 않은 것은?

① 자는 동안 발에 열을 접촉할 때 주의한다.
② 흡연은 신경병변을 악화시키므로 금연하도록 한다.
③ 탄력스타킹을 착용하도록 한다.
④ 갑자기 추위에 노출되지 않도록 주의한다.
⑤ 전기패드나 가열기구로 발을 따뜻하게 유지한다.

정답

01 ②

* 말초신경병증의 증상으로 팔 저림, 운동장애, 감각장애, 운동실조 등이 나타난다.

02 ⑤

말초신경병증 환자는 발이나 다리에 감각저하가 있으므로 극단적 기온의 환경에 노출되지 않도록 주의한다. 전기패드나 가열기구는 발에 사용하지 않도록 하며 동상의 위험을 예방한다.

중증근육무력증 간호관리

1. 병태생리로 보는 중증근육무력증

중증 근육무력증에서는 확실하게 근력저하가 나타나지만 다른 근육병증과 달리 근육위축은 일어나지 않는다. 그것은 엄밀한 의미에서 근육병증이 아니며, 또한 하위운동신경장애에 의한 질환도 아니라는 것을 의미한다. 근력저하의 증상은 눈근육에서 나타나며 "눈꺼풀이 내려온다"는 것이 키포인트이다.

병 인	• Ach–R(아세틸콜린 수용체)에 대한 자가항체 형성으로 신경근 접합부위의 Ach–R 감소 • 서서히 진행되지만 다른 자가면역 질환이나 감염 등으로 갑자기 발병하기도 한다.
병 태	• 남녀비는 1:2로 여성에게 많이 나타나며 특히 20~40세의 여성환자가 가장 많고 남성에서는 50세 이상에 많이 나타난다. • 정상에서는 운동신경세포의 말단에서 아세틸콜린(Acetylcholin ; Ach)이 방출되어 그것이 골격근의 세포 표면상에 있는 Ach 수용체에 결합되어 근육을 수축시킨다. • 반면, 중증근육무력증에서는 Ach–R에 대한 자가항체가 만들어져 그것이 Ach–R에 결합되기 때문에 신경으로부터 방출된 Ach가 Ach–R에 결합할 수 없는 상태가 되어버린다.
증 상	• 눈꺼풀 처짐 • 복시 등의 안구운동장애 • 완전히 눈이 감기지 않는 상태(토끼눈증) • 연하곤란, 말더듬증(혀와 인두근육의 피로) → 호흡기계 합병증의 가능성 • 근력저하(오전보다 오후~저녁때에 현저)가 나타나지만 근육위축은 일어나지 않는다. • 사지의 근위근의 장애, 특히 팔쪽이 심하게 피로해진다. – 콜린작동성 위기 : 부교감신경항진증상(복통, 설사, 구토, 동공수축, 서맥 등) – 근무력증 위기 : ChE 억제제의 효과가 약하여 발생하는 근력저하의 급성 악화

진단 및 검사	• Tensilon Test(콜린에스테라아제 억제제 투여 효과의 확인) ; 텐실론 정맥 주입 검사시 30초 이내 근력 증가 • 유발 근전도 ; 근전도 진폭 감소 • Anti-Ach receptor Ab(이 증상의 약 80%가 양성이다)
치료	**약물요법** • 면역억제제 • 면역글로불린 정맥 주사 • 콜린에스테라제 억제제 • 부신피질스테로이드제 **외과적 치료법** • 흉선 절제술(흉선종이나 흉선 비후가 있을 경우에 실시) **혈장분리반출술**

TIP

약물투여의 부작용

메스티논(콜린분해효소 억제제) 투여 시 증상의 중독 또는 급속한 악화가 나타날 수 있다. 발증에는 항콜린에스테라제 제제의 부족으로 인한 근무력성 발증(호흡곤란, 타액배출곤란, 청색증, 전신 무력감 등) 및 과량투여로 인한 콜린성 발증(복통, 설사, 발한, 유연, 축동, 섬유성연축 등)이 있다. 근무력성 발증에는 **염화에드로포늄** 10mg을 투여하는데, 우선 2mg 주사한 후 1분 뒤 과민반응이 나타나지 않으면 8mg을 더 투여한다. 염화에드로포늄 투여 후 증상이 악화되면 콜린성 발증이므로 투여를 중단하고 **아트로핀** 1~2mg을 정맥주사한다.

2. 중증근육무력증의 간호중재

간호문제	간호진단	간호목표
• 호흡 기능 장애 • 연하곤란, 구음장애로 폐렴 등의 호흡기계 합병증의 위험 • 증상 악화로 인한 늑간근의 허약	• 비효율적 호흡 양상	• 기도 폐쇄가 일어나지 않는다. • 호흡 상태 변조의 조기 발견·조기 대처가 가능하다.
• 운동 장애, 피로감이 일상생활에 영향을 미친다.	• 자가 간호 결핍	• 자기의 피로도에 맞춘 활동이 가능하고 변화에 대한 생활 습관이 확립된다. • 정상적인 일상생활을 할 수 있다.
• 안검하수, 복시, 근력저하에 의해 넘어질 위험이 있다.	• 낙상위험성	• 외상으로부터 자신을 보호할 수 있다. • 위험에 대한 유의점에 대해 언급할 수 있다.

간호수행

1. 호흡기능 회복

- 식사 시 반드시 앉아서 하도록 하고, 식후 구강 관리(음식 찌꺼기 제거, 양치질)와 가래의 배출 방법에 대해 설명한다.
- 식사 시간은 천천히 씹은 후에 삼키도록 설명한다.
- 반고형식의 식사를 소량씩 자주 제공하고, 고칼로리 스낵을 제공한다.
- 식사는 잘게 잘라 천천히 먹도록 한다.
- 기도흡입의 가능성이 있으므로 식사 중 물 섭취는 제한한다.
- 약 복용은 식사 전에 하도록 하고 우유나 간식을 약과 함께 먹어 위장자극을 예방한다.

2. 일상 활동 회복

- 처방에 의한 정확한 복약을 하도록 교육하고, 피로에 의한 근력의 변동과 휴식으로 근력을 회복할 수 있다는 것과, 약물 관리의 필요성을 설명한다.
- 2~4시간마다 능동적·수동적 관절가동운동을 시행한다.
- 약물, 알코올, 스트레스, 감염 등의 악화요인을 피하도록 설명한다.

3. 눈 근육 장애 개선

- 복시로 인한 눈의 피로를 줄이기 위해 안대를 착용하고, 테이프 등을 사용하여 기계적으로 눈꺼풀을 올려준다.
- 환경을 정비하고 주변에 위험한 물건을 두지 않는다.
- 눈 근육 장애 해소에 적합한 일상생활을 연구하고 위험 방지의 방법을 설명한다.
- 2시간마다 인공눈물을 점적하고 4~6시간마다 생리식염수로 눈 세척을 한다.
- 수면 시에 안대를 착용하도록 한다.

중증근육무력증 포인트 리뷰

셀프 복습 문제

개요

01 중증근육무력증에 대해 간략히 기술해보자.

– 중증근육무력증이란 ________을 침범하는 만성 신경근성 자가면역질환으로, 항콜린에스테르가수분해효소의 부족으로 일어나며 ______의 약화를 초래하는 질환이다. ______을 사용하면 근육쇠약이 악화되고 휴식을 취하면 완화된다.

증상

02 중증근육무력증의 증상을 기술해보자.

– ____ 등

진단 검사

03 중증근육무력증의 진단 검사에 대해 기술해보자.

① ____________ 정맥 주입 검사 시 30초 이내 근력 증가
② ________ 진폭 감소

치료

04 중증근육무력증의 치료에 대해 서술해보자.

① 콜린분해효소억제제, __________, __________ 투여
② ________(흉선종이나 흉선 비후가 있을 경우), 혈장분리반출술

정답

01 수의근, 근육, 근육

02 근육쇠약, 근육통, 감각이상, 안구마비, 안검하수, 복시, 호흡곤란, 삼킴곤란, 말더듬증
* 근력은 아침에 강하고 활동하면서 점차 약해짐
* 합병증 : 호흡기능부전, 호흡기계 감염

03 ① 텐실론(tensilon)
② 반복 신경 자극 검사 (Jolly test)

04 ① 면역억제제, 스테로이드
② 흉선절제술

간호

05 중증근육무력증 환자의 식이요법에 대해 기술해보자.

① ________의 식사를 소량씩 자주 제공하고, 고칼로리 스낵을 제공한다.

② 기도흡입의 가능성이 있으므로 식사 중 ______ 섭취는 제한한다.

③ 약 복용은 ________에 하도록 하고 우유나 간식을 약과 함께 먹어 위장자극을 예방한다.

정답

05 ① 반고형식
② 물
③ 식사 전

핵심 정리 문제

01 중증근육무력증의 증상에 대한 설명으로 옳지 않은 것은?

① 근력은 아침에 가장 강하다.
② 근력저하로 인한 근육위축이 일어난다.
③ 자가 항체 작용에 의한 자가면역 질환이다.
④ 초기 증상으로 안구진탕, 복시, 안검하수 등이 나타난다.
⑤ 후두신경의 손상으로 인한 호흡기계 합병증이 나타난다.

02 중증근육무력증 환자에게 텐실론(Tensilon) 주사 시 반응으로 옳은 것은?

① 근육 위축이 일시적으로 심해진다.
② 30초 이내에 근력이 증가한다.
③ 통증이 심해진다.
④ 근전도 진폭이 감소한다.
⑤ 복시 증상이 완화된다.

03 중증근육무력증 환자의 간호중재 내용으로 옳지 않은 것은?

① 능동적·수동적 관절가동운동을 시행한다.
② 실내에서도 선글라스나 안대를 착용하도록 한다.
③ 수면 시에 안대를 착용하도록 한다.
④ 음식을 잘 넘기기 위해 식사 중 물을 섭취하도록 한다.
⑤ 약은 식사 전에 간식이나 우유와 함께 복용하도록 한다.

정답

01 ②
근력저하(오전보다 오후~저녁에 현저)가 나타나지만 근육위축은 일어나지 않는다.

02 ②
* Tensilon 검사는 중증근육무력증을 진단하는 데 가장 효과적인 방법으로, 주사 이후 30초 이내에 눈에 띄게 근육 허약증상이 회복된다.

03 ④
기도흡입의 가능성이 있으므로 식사 중 물 섭취는 제한한다.

간질(뇌전증) 간호관리

1. 병태생리로 보는 간질(뇌전증)

간질(뇌전증)은 뇌신경세포의 이상흥분에 의해 일어나는 신경기능의 반복성, 발작성 변화가 특징인 일군의 질환이다. 즉 뇌신경의 이상발사에 의하여 발작이 반복하여 발생하는 질환이다. 간질발작이란 "반복하여 같은 증상으로 나타나는 뇌 기원의 발작"이다.

병 인	• 특발성: 신경학적 검사 및 지능이 정상이고 뚜렷한 원인이 없는 경우 • 증상성: 뚜렷한 원인(뇌종양, 뇌혈관질환, 동정맥 기형, 외상 등)이 있는 경우 • 잠재성: 이차성으로 생각되지만 뚜렷한 원인을 찾을 수 없는 경우

병 태	**전신발작** • 실신발작(소발작) : 소아에게 호발 • 간대성 근경련발작 • 간헐발작 **부분발작** 1) **단순 부분발작** • 의식장애가 없는 발작 • 운동발작 • 신체감각·특수지각발작 • 자율신경발작 • 정신발작 • 긴장발작 • 긴장간대발작(대발작) • 무긴장성 발작 2) **복합 부분발작(정신운동발작)** • 운동장애와 정신장애를 모두 초래하는 발작 • 측두엽의 병변이 원인인 경우가 많다. • 단순 부분발작에서 이행하는 것 • 의식장애로 시작되는 것 3) **부분발작 → 전신발작 (긴장간대발작)**

증 상	• 전조증상 : 심와부 불쾌감, 두통, 현기증, 지각이상 등 • 전신강직간대발작 : 갑자기 의식을 잃고 쓰러져 전신의 경련을 일으키며 거품을 무는 것 • 청색증(호흡운동의 정지) • 긴장경련 : 근육이 수축과 이완을 1초에 수차례 반복하는 경련 • 발한, 실금, 혀를 깨무는 증상
진 단 및 검 사	• 기왕력을 묻는다(발작형의 파악). • 뇌파(EEG)를 검사한다. • 혈액검사, 뇌파검사, 비디오-뇌파 검사, 뇌MRI, SPECT 검사, PET 검사 **간질환자의 뇌파검사 전 주의사항** - 검사 전에 머리를 감도록 한다. - 검사 전날에는 카페인, 술, 담배 등을 금하도록 하고 금식하지 않도록 한다. - 검사전 항경련제, 안정제 약물을 중단하지 않도록 한다. - 환자가 안심할 수 있도록 검사절차를 설명하고, 감각경로를 자극하여 검사가 진행된다는 것을 알려준다.
치 료	**응급처치(응급의 ABC)** • 기도유지(Airway), 호흡(Breathing), 혈액순환(Circulation) **약물요법** • 항간질제 투여(비정상적인 신경발화 억제) • Diazepam 정맥주사(간질성 경련중첩상태) • Lorazepam • Valpoate • Phenytoin* *** Phenytoin** - Phenytoin은 심부정맥을 초래할 수 있으므로 분당 50mg 이상 빠르게 주입하는 것은 금지 - Phenytoin의 부작용 : 복시, 안구진탕, 부정맥, 어지럼, 피부발진, 다모증, 잇몸비대, 빈혈 등의 혈액이상 등

2. 간질(뇌전증)의 간호중재

간호문제	간호진단	간호목표
• 발작에 따른 외상, 질식, 열상 등 신체손상의 염려	• 신체손상의 위험상	• 신체손상을 예방하여 안전한 생활을 영위한다. • 발작에 따른 신체손상을 피한다.
• 급성혼돈, 공격적인 행위, 비 현실적인 생각, 상황에 맞지 않는 말.	• 사고과정의 장애	• 의식이 명료하다. • 질환을 이해하고 다른 사람들과 협조하여 사회참여를 할 수 있도록 한다. • 사회화를 방해하는 요인에 대해 인식할 수 있게 한다.

간호수행

1. 발작에 따른 신체 손상 예방

- 발작요인: 과로, 수면부족, 감기, 발열 등의 신체 상태 불량, 정신적 스트레스, 변비 등
- 초기증상의 자각증상: 두통, 현기증, 구역질, 초조 등
- 발작의 형태: 경련성인지 비경련성인지, 경련이 신체 일부분인지 전체인지, 좌우의 차이, 발작 지속시간, 발작 후의 상태 등을 관찰한다.
- 발작시의 대응(강직, 간대경련의 경우)
  - 발작이 일어나면 환자를 옆으로 눕혀 입에 고인 침 등이 흐르도록 하고(흡인 예방)
    의류나 벨트를 풀어 이완시켜준다.
  - 주변의 물건을 치우고 침대 난간에 푹신한 것을 대준다.
  - 혀를 깨물지 않도록 거즈에 싼 설압자를 입에 물려준다.
  - 굳게 입을 다물고 있는 경우에는 무리해서 입을 벌리지 않도록 한다.
  - 발작 중에는 환자의 입 안에 아무것도 넣지 않도록 하고, 불필요한 자극을 주지 않는다.
  - 침대 높이를 낮추고 조명을 어둡게 한다.
  - 환자의 의식이 맑아질 때까지 주의 깊게 살피고, 발작 후에는 휴식을 취하도록 한다.
  - 지속성 간질발작 상태인 환자에게는 항경련제를 정맥투여하고 산소를 공급한다.
- 일상생활에서의 주의
  - 침대 주변에 딱딱하거나 날카로운 물건을 두지 않는다.
  - 침대 높이를 최대한 낮추고 침대난간을 올려둔다.
  - 의사의 행동범위를 확인하고, 지시를 따른다.
- 환자에게 과로, 수면부족, 정신적 스트레스, 변비 등 발작을 일으키는 요인을 피하는 생활을 하도록 설명한다.
- 발작에 따른 위험과, 그것을 피하기 위한 방법에 대해 설명한다.
- 발작 후에는 가능한 한 누워서 안정을 취하도록 한다.

2. 원만한 사회생활 영위

- 의사로부터 질환에 관련된 정신증상에 대해 설명을 듣게 한다.
- 정해진 병동일과와 주간 예정에 따라 생활하도록 한다.
- 음악청취, 비디오감상 및 산책 등으로 환자가 기분전환을 할 수 있도록 하고, 타인과의 상호관계에서 만족하기 위해서는, 질환에 따른 장애와 한계를 받아들이는 동시에 자신의 강인함에 대해 인식하는 것이 중요하다는 점을 설명한다.

3. 퇴원시 교육

- 장기간 약물 투여 시 위장장애, 조모증(다모증), 빈혈 등의 부작용이 나타날 수 있으며 약물의 농도가 높아질수록 부작용의 정도도 심해진다는 것을 알려준다(phenytoin, diphenylhydantoin 등의 약물).
- 부작용 증상이 나타나면 즉시 의사에게 문의하도록 한다.

간질(뇌전증) 포인트 리뷰

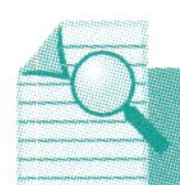

셀프 복습 문제

개요

01 간질에 대해 간략히 기술해보자.

– 간질은 ___________의 이상흥분에 의해 일어나는 신경기능의 반복성, 발작성 변화가 특징인 일군의 질환이다. 즉 뇌신경의 이상발사에 의하여 발작이 반복하여 발생하는 질환이다.

증상

02 간질의 증상에 대해 기술해보자.

① 조짐: ___________, ___________, ___________, ___________ 등

② ______: 갑자기 의식을 잃고 쓰러져 전신의 경련을 일으키며 거품을 무는 것

③ _______(호흡운동의 정지)

④ 긴장경련: 근육이 ______과 _______을 1초에 수차례 반복하는 경련

⑤ ________, ________, ________

치료

03 간질발작의 일차적 조치인 응급처치(ABC)에는 어떤 것이 있는가?

___________, ___________, ___________

정답

01 뇌신경세포

02 ① 심와부 불쾌감, 두통, 현기증, 지각이상
② 전신강직간대발작
③ 청색증
④ 수축, 이완
⑤ 발한, 실금, 혀를 깨무는 증상

03 기도유지(Airway), 호흡(Breathing), 혈액순환(Circulation)

간호

04 간질 발작 시의 간호에 대해 기술해보자.

① ______을 막기 위해 옆으로 돌려 눕히고 옷을 느슨하게 한다.
② 혀를 깨물지 않도록 거즈에 싼 ________를 입에 물려준다.
③ 경련이 시작되어 환자가 입을 다문 상태에서는 입 속에 ___________________.
④ 지속성 간질발작 상태인 환자에게는 ________를 정맥투여하고 ______를 공급한다.

05 간질환자의 퇴원 시 교육에 대해 기술해보자.

- 장기간 약물 투여 시 __________, __________, ________ 등의 부작용이 나타날 수 있으며 약물의 농도가 높아질수록 부작용의 정도도 심해진다는 것을 알려준다(phenytoin, diphenylhydantoin 등의 약물).

정답

04 ① 흡인
② 설압자
③ 아무것도 넣지 않는다
④ 항경련제, 산소

05 위장장애, 조모증(다모증), 빈혈

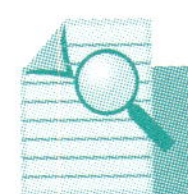

핵심 정리 문제

정답

01 간질발작 중인 환자에 대한 간호 내용으로 옳은 것은?

① 목 주변의 옷이나 벨트를 느슨하게 풀어준다.
② 환자의 기도를 확보하고 물을 섭취하도록 한다.
③ 입을 다물고 있으면 설압자를 넣어 벌려준다.
④ 조명을 환하게 밝혀준다.
⑤ 주변의 물건을 치우고 억제대를 적용한다.

01 ①
* 중인 환자가 입을 굳게 다물고 있는 경우에는 아무것도 넣지 않는다. 환자를 옆으로 눕혀 입에 고인 침 등이 흐르도록 하여 흡인을 예방하고 옷을 느슨하게 풀어 이완시켜준다. 조명은 어둡게 하고 불필요한 자극을 주거나 억제하지 않는다.

02 환자가 간질발작을 일으켰을 때의 간호중재로 옳지 않은 것은?

① 고개를 옆으로 돌려 기도 흡인을 예방한다.
② 주변 환경을 안전하게 해준다.
③ 평평한 바닥으로 환자의 위치를 옮겨준다.
④ 기도를 유지시킨다.
⑤ 억제대 사용은 하지 않는다.

02 ③
환자가 발작을 일으킨 상태에서 침대에서 끌어내리거나 위치 이동을 하는 것은 손상을 유발할 수 있으므로 그 상태에서 기도 유지 및 손상예방이 가장 우선시된다.

03 간질환자가 병실 바닥에 쓰러져 발작을 일으킨 경우의 간호중재로 옳은 것은?

① 우선 환자를 침대 위로 이동시킨다.
② 경련이 심하면 억제대를 사용한다.
③ 조명을 밝게 하고 환자를 관찰한다.
④ 환자를 옆으로 눕혀 흡인을 예방한다.
⑤ 발작 후에는 곧바로 활동을 하도록 한다.

03 ④
* 발작 중인 환자를 옮기거나 억제하는 것은 손상의 위험이 있으므로 하지 않는다. 환자를 옆으로 눕혀 흡인 예방을 하고 조명을 어둡게 한다. 발작 후에는 누워서 휴식을 취하도록 한다.

두통 간호관리

1. 병태생리로 보는 두통

두통은 신경과에서 가장 많이 호소하는 증상이다. 두통은 머리에서 느끼는 심부통이나 투사통을 말한다. 극히 일반적인 증상을 보임에도 불구하고 그 발병 원인이나 상세한 기전에 대해서는 완전히 밝혀져 있지 않으며, 정신적 요소가 많이 관여하는 증상으로 생각되고 있다.

	편두통	긴장성 두통	군발 두통
병 인	• 혈관의 이상반응 • 신경의 과다흥분	• 정신적·신체적 스트레스 • 불안, 우울증 • 운동부족, 엎드린 자세 • 눈 피로 • 턱관절 이상	• 발작의 기전은 아직 밝혀지지 않았음(시상하부 발생원설, 삼차신경과 혈관의 관계설, 내경동맥 주위 발생원설 등이 있다).
병 태	• 주기적으로 편측성 박동성 두통을 나타냄 • 20~40대의 젊은 여성에게 많이 발생 • 비교적 가족성을 나타냄	• 비박동성으로 경도에서 중등도의 두통 • 1차성 두통 중에서 가장 많다.	• 20~40대 남성, 애주가, 애연가에서 많이 발생 • 반복성 군발 두통과 만성 군발 두통
증 상	• 발작 전이나 발작에 동반하여 시각성·소화기성(오심, 구토) 증상 • 두통 발작 후에 팔·다리 등에 마비가 남을 수 있음 • 빛, 소리, 후각에 대한 과민 증상 및 구역질, 구토 동반	• 아침보다 저녁에 통증이 강함 • 양측성으로 조이는 듯한 지속적인 통증 • 비박동성, 양측성	• 편측 안와부위에서 관자놀이에 걸쳐 도려내는 듯한 격렬한 통증 발작 • 눈물흘림, 결막충혈 • 코막힘, 콧물 • Horner 증후군
치 료	**발작 시** • 약물요법 – 트립탄 제제 – 에르고타민 제제 – 진통제(NSAIDs, 아세트아미노펜) • 비약물요법 – 악화요인을 피하고 어둡고 조용한 장소에서 안정을 취한다. **비발작 시** • 생활지도 • 예방제(칼슘길항제) 투여	• 두통의 원인인 스트레스 제거 • 약물요법 – 진통제, 예방제 투여 • 스트레칭, 두통체조, 인지행동요법	• 금주 • 트립탄 제제 피하주사 • 100% 산소흡입 실시 • 예방제(칼슘길항제) 투여

2. 두통의 간호중재

간호진단	간호목표
• 만성적인 신체적 불편감과 관련된 만성 통증 • 생물학적 화학적 요인과 관련된 급성 통증 • 두통과 관련된 통증 • 건강상태 변화나 건강상태 위협과 관련된 불안 • 생리학적 상태 악화와 관련된 우울 • 만성적 통증과 관련된 비효율적 개인대응	• 통증조절 • 긍정적인 대처방법 증진 • 환자교육/건강유지

간호수행

1. 통증조절

- 환경적인 자극원을 감소시킨다(빛, 소음, 움직임).
- 경부, 두부 등의 긴장된 근육을 가볍게 마사지하도록 하고, 근육 긴장이 있는 곳에 온습포를 적용한다.
- 긴장성 두통의 치료를 위해 점진적인 근육 이완법을 교육한다.
- 전신이 이완될 때까지 각 근육의 이완 상태를 유지하게 하며, 시간제한이 있을 경우 머리와 목의 이완을 유도한다.
- 두통의 원인과 적절한 투약에 대해 교육한다.

2. 긍정적인 대처방법 증진

- 유발요인과 초기 증상에 대해 알 수 있도록 하여 적절히 치료하면 예방할 수 있음을 알려준다.
- 적절한 영양상태, 휴식과 이완, 스트레스를 피하여 두통을 극복할 수 있도록 격려하고, 두통과 관련된 사회적, 직업적 상태와 관련된 문제를 해결할 수 있도록 돕는다.

3. 환자교육/건강유지

- 적절한 투약방법과 약물의 부작용에 대해 교육한다.
- 비스테로이드성 항염증제제 : 위장장애, 위염, 궤양 형성 : 음식과 함께 투여
- 에르고타민 제제 : 무감각, 지각이상, 사지의 통증 : 의사에게 보고한다.
- 수마트립탄 : 자동 주입기를 이용하여 피하로 주사한다.
- 티라민(Tyramine, 아드레날린 유사작용 물질)이 많이 함유된 음식(숙성된 치즈, 적색 포도주, 간 등)이 많이 함유된 음식은 편두통을 유발할 수 있으므로 이에 대해 교육한다.
- 알코올은 두통을 악화시킬 수 있으므로 피하도록 한다.
- 정신건강을 증진하는 법과 스트레스를 해소할 수 있는 이완요법을 이행하는 방법에 대해서 교육한다.

TIP

편두통은 전조가 있는 편두통, 전조가 없는 편두통, 부정형의 편두통(atypical migraine) 세가지로 구분한다. 전조(aura)는 두통이나 발작이 시작될 것을 알리는 신호가 되는 느낌으로 편두통이 시작되기 직전에 나타난다. 대부분의 두통은 전조가 없이 진행한다.

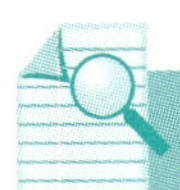

두통 포인트 리뷰

셀프 복습 문제

개요

01 두통에 대해 간략히 기술해보자.

– 두통은 머리에서 느끼는 ______이나 ______을 말한다. 극히 일반적인 증상을 보임에도 불구하고 그 발병 원인이나 상세한 기전에 대해서는 완전히 밝혀져 있지 않으며, 정신적 요소가 많이 관여하는 증상으로 생각되고 있다.

종류

02 두통의 종류에 대해 알아보자.

	① ______	② ______	③ ______
원인	• 혈관이완 • 혈관의 이상반응	• 정신적·신체적 스트레스 • 눈 피로 • 턱관절 이상	• 발작의 기전은 아직 밝혀지지 않았음
증상	• 오심, 구토 • 두통 발작 후에 팔·다리 등의 마비 • 빛, 소리, 후각에 대한 과민증상	• a) ____보다 b) ____에 통증이 강함 • 비박동성, 양측성으로 조이는 듯한 지속적인 통증	• 편측 안와부위에서 관자놀이에 걸친 격렬한 통증 • 눈물흘림, 결막충혈 • 코막힘, 콧물 • Horner 증후군
치료	• 약물요법(트립탄 제제, 에르고타민 제제, 진통제) • 생활지도 • 예방제(칼슘길항제) 투여	• c) ______제거 • 약물요법(진통제, 예방제) • 스트레칭, 두통체조, 인지 행동요법	• 트립탄 제제 피하 주사 • 100% 산소흡입 실시 • 예방제(칼슘길항제) 투여

정답

01 심부통, 투사통

02 ① 편두통
② 긴장성 두통
a) 아침
b) 저녁
c) 스트레스
③ 군발 두통

간호

03 두통의 간호에 대해 기술해보자.

① 빛, 소음, 움직임 등의 ______________을 감소시킨다.

② 경부, 두부 등의 긴장된 근육을 가볍게 마사지하고, 근육 긴장이 있는 곳에 _______를 적용한다.

③ ________은 두통을 악화시킬 수 있으므로 피하도록 한다.

④ __________(아드레날린 유사작용물질)이 많이 함유된 음식(숙성된 치즈, 적색 포도주, 간 등)은 편두통을 유발할 수 있으므로 이에 대해 교육한다.

정답

03 ① 환경적인 자극원
② 온습포
③ 알코올
④ 티라민(Tyramine)

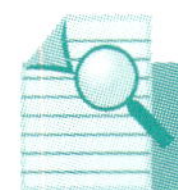

핵심 정리 문제

01 아침보다 저녁에 통증이 심하고 양측성으로 조이는 듯한 통증을 호소하는 환자의 진단명은?

① 전형적 편두통
② 보통형 편두통
③ 긴장성 두통
④ 군발 두통
⑤ 고혈압성 두통

02 두통 환자의 간호에 대한 설명으로 옳지 않은 것은?

① 근육 긴장이 있는 곳에 온습포를 적용한다.
② 긴장된 근육을 이완 상태로 유지하게 한다.
③ 알코올은 두통을 악화시킬 수 있으므로 제한한다.
④ 티라민이 많이 함유된 음식을 먹도록 권한다.
⑤ 빛, 소음, 움직임 등의 환경적인 자극원을 감소시킨다.

정답

01 ③

* 전형적 편두통 : 시야결손이나 섬휘암점 등의 전증상이 나타나며 오심·구토·설사 및 이마~관자놀이의 편측성 두통이 나타난다.
* 보통형 편두통 : 뚜렷한 전증상이 없고, 편두통 중에서 가장 많이 나타난다.
* 긴장성 두통 : 스트레스가 원인으로, 목~뒤통수의 근육긴장으로 발생한다. 아침보다 저녁에 통증이 강하고 양측성으로 조이는 듯한 지속적인 통증이 나타난다.
* 군발 두통 : 편측 안와부위~관자놀이까지 도려내는 듯한 격렬한 통증이 나타나며 코막힘, 눈물흘림 등이 나타난다. 유병률은 드물다.
* 고혈압성 두통 : 만성 고혈압 환자에게 나타나며 뒤통수의 박동성 두통이 흔히 나타난다. 몸을 구부리거나 힘을 쓸 때 악화된다.

02 ④

티라민이 많이 포함된 음식(훈제 생선, 양파, 바나나, 숙성된 치즈, 적색 포도주, 간 등)은 편두통을 유발할 수 있으므로 주의하도록 한다.

뇌수막염(뇌막염) 간호관리

1. 병태생리로 보는 뇌수막염(뇌막염)

뇌수막에는 경질막, 거미막, 연질막의 3종류가 있다. 뇌수막염은 주로 연질막에 발생한 감염으로 인해 발생하는 염증이다. 염증의 원인은 세균, 결핵균, 진균, 바이러스, Lyme병, 기생충 등이다. 감염증은 아니지만 악성 종양이나 결합조직질환(전신홍반루푸스〈SLE〉, Behcet병, 사르코이드증 등), 척수조영술 후 등에서도 수막염이 일어나는 경우가 있다. 원인이 무엇인가에 따라 경과가 다르다.

병 인	• 세균(폐렴연쇄구균, 뇌막염구균 등) • 결핵균 • 진균 • 바이러스(바이러스성 뇌수막염의 원인) • Lyme병 • 기생충

병 태	• 세균, 바이러스(특히 단순 헤르페스)는 급성 경과를 나타내며, 결핵균, 진균, 악성 종양은 아급성 또는 만성 경과를 나타낸다. • 뇌척수액의 혼탁 • 뇌혈관의 울혈, 혈전증 • 뇌실 안의 삼출물 축적 • 뇌척수압의 상승 • 연막과 지주막의 유착

증 상	• 세균성 뇌막염 증상: 목 경직, Kernig 징후, Brudzinski 징후, Cushing 현상 • 두개내압상승 증상: 오심, 구토, 두통, 발열, 발작 • 혈관기능장애: 산재성 혈관내응고(DIC) 초래 • 권태감, 불안정, 지남력 상실, 혼수, 섬망증, 광선공포증

진단 및 검사

뇌척수액 검사 : 뇌척수액 소견으로 원인에 대한 감별 진단이 가능하다.

	압력	색깔	세포	당	단백
세균수막염	↑	탁함	PML ↑	↓	↑
결핵수막염	↑	탁함	Lymphocytes↑	↓↓	↑
곰팡이수막염	↑	맑음 또는 탁함	Lymphocytes↑	↓	↑
바이러스수막염	→	맑음	Lymphocytes↑	→	→

* PML: Polymorphonuclear leukocyte, 다형핵백혈구
* (↑: 증가, ↓: 감소, →: 정상)

치료

약물 치료

- 두통과 발열 조절을 위해 해열진통제를 투여한다.
- 항경련제, 항생제, 스테로이드제 투여
- 뇌부종 감소 위해 고삼투성 제제 투여
- 수막구균성 뇌막염 환자와 접촉한 경우에는 리팜핀(Rifampin)을 예방적으로 투여한다.

바이러스성 뇌수막염 치료

- 안정, 대증요법

세균성 뇌수막염 치료

- 3세대 세팔로스포린계 항생제 + 반코마이신 (±암피실린)
- 항균제를 투여하기 직전이나 동시에 부신피질스테로이드 병용

2. 뇌수막염(뇌막염) 환자의 간호중재

간호진단	간호목표
• 감염과정 및 뇌부종과 관련된 고체온 • 고열 및 섭취감소와 관련된 체액부족 위험성 • 감염과정 및 뇌부종과 관련된 뇌조직관류의 변화 • 수막자극과 관련된 급성통증 • 장기 침상안정과 관련된 신체활동의 장애	• 대상자의 발열이 완화된다. • 대상자의 소변량이 적절하고, 중심정맥압이 정상범위이다. • 대상자는 의식이 명료하며 활력징후가 정상이다. • 대상자의 통증이 조절된다. • 대상자는 최적의 기능수준을 유지한다.

간호수행

1. 발열 예방

- 항생제의 혈중농도를 일정하게 유지하기 위해 정확한 시간에 항생제를 투여한다.
- 체온을 수시로 측정하고 처방된 해열제를 투여한다.
- 체온조절 및 안위증진을 위해 적당한 체온조절기구를 이용한다(예: 저체온 담요, 얼음팩).
- 미온수로 목욕을 하도록 한다.

2. 체액부족 조절

- 뇌부종 악화를 예방하기 위해 수액의 과다주입에 주의한다.
- 섭취량과 배설량을 주의 깊게 모니터하고, 중심정맥압을 자주 측정한다.
- 발한으로 손실된 수분을 보충 섭취하도록 한다.

3. 뇌조직관류 증진

- 의식상태, 활력징후, 신경계 상태 및 뇌압상승의 증상을 자주 사정한다.
- 조용하고 안정된 환경을 유지하고 환자가 불안해하지 않도록 주의한다.
- 간호사는 환자에게 불필요한 자극이나 접촉을 하지 않도록 하고 세심히 관찰한다.
- 요추천자를 위한 준비를 하고 필요시 천자를 반복한다.

4. 통증감소 및 조절

- 처방에 의한 진통제를 사용하고 약효와 반응을 사정한다. 마약류는 피하고 정신상태를 사정한다.
- 광선 공포증이 있으면 방을 어둡게 한다.
- 환자의 체위변경 시 머리와 목의 강직에 주의하며, 통증완화와 뇌압상승 저하를 위해 침대머리를 높인다.

5. 신체활동의 기능 수준 회복

- 일정한 시간마다 체위를 변경하도록 하며, 수동적 운동에서 능동적 운동으로 진행시킨다.

뇌수막염 포인트 리뷰

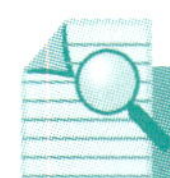

셀프 복습 문제

개요

01 뇌막염에 대해 간략히 기술해보자.

① 뇌의 지주막, 연막, 척수, 뇌척수액이 ______, ______, ______ 등에 감염된 상태를 말한다.

② 가장 흔한 원인균으로 뇌막구균, ______, ______, ______ 등이 있다.

병태

02 뇌막염의 병태에 대해 기술해보자.

– ______, ______(특히 단순 헤르페스)는 급성 경과를 나타내며, ______, ______, ______은 아급성 또는 만성 경과를 나타낸다.

증상

03 뇌막염의 증상을 나열해보자.

① 세균성 뇌막염 증상 : 목 경직, ______ 징후, ______ 징후, Cushing 현상

② 두개내압상승 증상 : ______, ______, ______, ______

③ 혈관기능장애 : ______ 초래

④ 권태감, 불안정, 지남력 상실, 혼수, 섬망증, 광선공포증

⑤ 오심, 구토, 두통, 발열

정답

01 ① 세균, 바이러스, 진균
② 폐렴구균, 인플루엔자균, 결핵균

02 세균, 바이러스, 결핵균, 진균, 악성 종양

03 ① Kernig, Brudzinski
② 오심, 구토, 발열, 발작
③ 산재성 혈관내응고(DIC)

진단

04 뇌막염 진단 검사에 대해 알아보자.

	압력	색깔	세포	당	단백
세균수막염	①___	탁함	②____↑	↓	↑
결핵수막염	↑	탁함	Lymphocytes↑	③____	↑
곰팡이수막염	↑	맑음 또는 탁함	Lymphocytes↑	↓	↑
바이러스수막염	→	④_____	Lymphocytes↑	→	→

* PML: Polymorphonuclear leukocyte, 다형핵백혈구
* (↑: 증가, ↓: 감소, →: 정상)

치료

05 뇌막염의 약물 치료에 대해 기술해보자.

① 두통과 발열 조절을 위해 ____________를 투여한다.

② ____________, __________, ___________ 투여

③ 뇌부종 감소 위해 ______ 제제 투여

④ 수막구균성 뇌막염 환자와 접촉한 경우에는 __________을 예방적으로 투여한다.

간호

06 뇌막염 환자의 간호 관리에 대해 기술해보자.

① 체온을 수시로 측정하고 처방된 ________를 투여한다.

② 발한으로 손실된 ______을 보충 섭취하도록 한다.

③ ________로 목욕을 시킨다.

④ 일정한 시간마다 __________을 하도록 한다.

정답

04 ① 증가
② PML(다형핵백혈구)
③ 감소
④ 맑음

05 ① 해열진통제
② 항경련제, 항생제, 스테로이드제
③ 고삼투성
④ 리팜핀(Rifampin)

06 ① 해열제
② 수분
③ 미온수
④ 체위변경

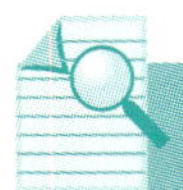

핵심 정리 문제

01 뇌막염 환자에게서 나타나는 증상으로 옳지 않은 것은?

① 두통
② 오심, 구토
③ Kernig 징후
④ 지남력 상실
⑤ Babinski 반사 양성

02 뇌막염의 임상적 특성으로 옳지 않은 것은?

① Brudzinski 징후(+)
② Kernig 징후(−)
③ 광선공포증
④ 목 경직
⑤ 발열

03 뇌막염 환자에 대한 간호로 옳지 않은 것은?

① 불필요한 자극을 감소시킨다.
② 처방에 의한 항생제, 해열제를 투여한다.
③ 체온조절을 위해 얼음팩을 적용한다.
④ 병실의 조명을 밝게 한다.
⑤ 통증완화를 위해 침대머리를 높여준다.

정답

01 ⑤
척수소뇌변성증의 하나인 Friedreich 실조증에서 Babinski 반사 양성 증상이 나타난다.

02 ②
* 뇌막염의 증상으로 Kernig 징후, Brudzinski 징후가 양성으로 나타난다. 그 외 목 경직, 두통, 오심, 구토, 발열, 발작, 권태감, 불안정, 지남력 상실, 혼수, 섬망증, 광선공포증 등의 증상이 나타난다.

03 ④
뇌막염 환자의 증상으로 광선공포증이 나타날 수 있으므로 병실의 조명을 어둡게 한다.

04 뇌막염 환자의 고관절을 90°로 굽힌 상태에서 무릎관절을 펴면 근육이 당겨 135° 이상 펴지지 않는 경우, 어떤 징후가 나타났다고 볼 수 있는가?

① Kernig 징후 양성(+)
② Kernig 징후 음성(−)
③ Brudzinski 징후 양성(+)
④ Brudzinski 징후 음성(−)
⑤ Babinski 징후 양성(+)

정답

04 ①

뇌막자극 증상의 대표적인 4가지는, 경부 경직, Kernig 징후 양성(+), Brudzinski 징후 양성(+), 두통이다. Kernig 징후는 고관절을 굽힌 상태에서 무릎을 펼 수 없는 증상이며, Brudzinski 징후는 반듯이 누운 환자의 머리를 앞으로 굽혔을 때 고관절과 무릎이 저절로 구부려지는 증상이다.

뇌염 간호관리

1. 병태생리로 보는 뇌염

뇌실질에서 발생하는 염증을 뇌염이라고 한다. 원인으로는 여러 가지가 있는데 특히 중요한 것은 바이러스성 뇌염이다. 바이러스성 뇌염은 경과에 따라 급성 뇌염, 슬로우 바이러스 감염, 감염후성 뇌염으로 나눌 수 있다. 여러 가지 원인 바이러스 가운데 급성 뇌염을 일으키는 가장 중요한 바이러스는 단순 헤르페스 바이러스이다.

병 인	• Virus(홍역, 풍진, 수두, 헤르페스 등) • Rickettsia(진드기병 등) • 세균(장티푸스 등) • Spirochaeta(매독, weil병 등) • 원충(malaria, toxoplasmosis 등)
병 태	• 바이러스가 피부나 점막으로부터 말초신경이나 뇌신경을 역행하여 중추신경에 도달한다. • 기도나 장관에서 증식하여 혈행을 통해 2차적으로 중추신경에 도달하기도 한다.
증 상	• 두통 • 목경직 • Kernig 징후 • 발열 • 의식저하 • 행동이상 • 추체로 증상 • 편마비 • 경련발작

진단 및 검사	• 뇌척수액 소견 – 당 정상 – 단핵구 우위 세포 증가 – 단백질 상승 • CT 등 영상진단 – low density • 뇌파 – 주기성 동기성의 높은 진폭 느린파

치료	• 제1선택약인 아시클로버(Acyclovir)의 점적정맥주사 • 뇌부종에 만니톨(mannitol) 제제 등을 일시적으로 사용

2. 뇌염의 간호중재

간호사정	간호진단	간호목표
• 안근의 마비, 안면의 허약과 눈떨림(nystagmus)이 나타나면 뇌신경을 침범한 것이며, 대상포진이 뇌와 척수의 신경근절에 영향을 미치면 홍반, 중증 통증, 소양증, 작열감과 침범부위의 저린 감각 등이 나타난다. • 최근의 감염이나 동물에의 노출, 곤충, 모기에게 물린 경험, 최근의 여행, 환자와의 접촉 등에 대해 물어본다.	• 발작 및 뇌부종과 관련된 신체손상 위험성 • 질병 진행과정과 관련된 뇌조직 관류의 변화 • 감염과정과 관련된 고체온 • 인격변화와 관련된 사고과정 변화 • 전파감염의 위험성 • 중증 뇌염에서는 뇌부종, 출혈과 뇌조직의 괴사로 인한 두개내압 상승 증상을 주의 깊게 관찰한다.	• 대상자는 통증이 완화되었음을 말로 표현한다. • 대상자가 사람, 장소, 시간에 지남력이 있으며, 간단한 요구에 응답할 수 있다. • 대상자는 신경학적 손상과 관련된 신체상해가 없다. • 대상자는 질병 진행 과정과 관련된 불안이 감소한다.

간호수행

1. 손상 위험성 방지

- 과도한 활동이나 불안 등은 두개강내압을 상승시킬 수 있으므로 간호 환경을 조용하게 유지하며, 만약의 발작에 대비하여 침대 옆에 흡입기구 등을 준비한다.

2. 뇌 조직 관류 증진

- 의식상태, 활력징후, 신경계 상태 및 뇌압상승의 증상을 자주 사정한다.
- 조용하고 안정된 환경을 유지하고 환자가 불안해하지 않도록 주의한다.
- 요추천자를 위한 준비와 필요시 천자를 반복한다.
- 환자의 침대머리를 30°정도 높이고 활력징후 및 뇌압상승 증상을 관찰한다.

3. 고체온

- 항생제의 혈중농도를 일정하게 유지하기 위해 정확한 시간에 항생제를 투여한다.
- 체온을 수시로 측정하고 처방에 의한 해열제를 투여하며, 체온조절을 위해 적당한 체온조절기구를 이용한다(예 : 저체온 담요).
- 폐렴이나 비뇨기계 감염 등 다른 감염증상에 주의한다.

4. 사고과정의 변화 관리

- 지남력을 유지하기 위해 사람, 장소, 시간에 대해 알려준다.
- Memory book을 제공하고, 필요한 활동을 수행하도록 동기를 부여한다.

5. 감염성 질환의 전파 방지

- 일반적인 예방수칙을 철저히 유지하도록 한다.
- 기관의 정책에 따라 환자를 격리한다.
- 분만 전 임부에게 선천성 단순포진 감염력과 바이러스에 대해 조사해야 한다.
- 감염 시 산도를 통한 수직감염을 예방하기 위해 가능하면 제왕절개술을 시행해야 한다.
- 신생아의 포진 또는 발진은 활동성 단순포진 감염을 의미하므로 즉시 보고해야 한다.

뇌염 포인트 리뷰

셀프 복습 문제

개요

01 뇌염에 대해 간략히 기술해보자.

① ________에서 발생하는 염증을 뇌염이라고 한다. 원인으로는 여러 가지가 있는데 특히 중요한 것은 바이러스성 뇌염이다.

② 여러 가지 원인 바이러스 가운데 급성 뇌염을 일으키는 가장 중요한 바이러스는 ____________________이다.

증상

02 뇌염의 증상을 나열해보자.

① 뇌막자극 증상

____

____

치료

03 뇌염의 약물치료에 대해 기술해보자.

① 제1선택약인 ________의 점적정맥주사

② 뇌부종에 ________ 제제 등을 일시적으로 사용

정답

01 ① 뇌실질
② 단순 헤르페스 바이러스

02 두통, 목경직, Kernig 징후, 발열, 의욕저하, 행동이상, 추체로 증상, 편마비, 경련발작

03 ① Acyclovir
② mannitol

간호

04 뇌염 환자의 간호에 대해 설명해보자.

① 체온을 수시로 측정하고 처방된 _______를 투여한다.

② _______을 유지하기 위해 사람, 장소, 시간에 대해 알려준다.

③ 만약의 발작에 대비하여 침대 옆에 ________ 등을 준비한다.

정답

04 ① 해열제
② 지남력
③ 흡입기구

핵심 정리 문제

01 뇌염을 일으키는 병인으로 옳지 않은 것은?

① 매독균
② 진드기병
③ 장티푸스균
④ 헤르페스균
⑤ 자가면역 이상

02 뇌염 환자의 간호에 대한 설명으로 옳지 않은 것은?

① 체온을 수시로 측정한다.
② 처방에 따른 해열제를 투여한다.
③ 조용하고 안정된 환경을 유지한다.
④ 환자의 침대머리를 30° 정도 높여준다.
⑤ 환자가 임산부인 경우에는 되도록 자연분만을 하도록 한다.

정답

01 ⑤
뇌염을 일으키는 병인으로는 바이러스(헤르페스, 홍역, 풍진, 수두 등), 리케차(진드기병 등), 세균(장티푸스 등), 스피로헤타(매독, weil병), 원충(말라리아, 톡소포자충 등)이 있다. 자가면역 이상은 다발경화증이나 중증근육무력증의 병인이다.

02 ⑤
임산부의 감염 시 산도를 통한 수직감염을 예방하기 위해 가능하면 제왕절개술을 시행한다.

뇌농양 간호관리

1. 병태생리로 보는 뇌농양

뇌농양은 뇌실질내에 "농(고름)"이 고인 상태를 말한다. 조영 CT에서 고리조영증강(ring enhancement)이 나타나는 것이 특징이다.

병 인	• 황색포도상구균, 폐렴구균, 연쇄상구균 등의 감염 • 머리 수술 후 합병증 • 두개 기저골절이나 경막열상을 동반한 두개골의 개방성 골절

병 태	• 코나 귀의 병원균이 뇌까지 퍼져 발생한 것이 뇌농양이다. • 만성 부비동(강)염이나 중이염, 유양돌기염 등을 방치함으로써 염증이 뇌실질까지 퍼지게 된다. • 전두엽, 측두엽, 소뇌에 호발한다. • 피낭의 핵과 피막으로 구성된다. • 뇌부종과 울혈을 동반한다. • 하나 또는 여러 개의 공동을 형성한다.

증 상	• 초기증상 : 오한, 발열, 식욕저하 • 국소신경증상(신경세포의 탈락에 의한 기능 결손 증상) • 두개내압 상승 • 뇌압항진 증상(두통, 구토 등) * **두통이 가장 일반적인 증상이다.** • 시력감퇴 및 운동·언어장애 • 졸림, 혼돈, 의식수준 변화

진단 및 검사	• 두부 조영 CT or MRI 촬영 – 고름집의 중심부는 low density가 되고 주변은 약간 high density로 나타난다.
치료	• 항생물질 투여 – 제3세대 세펨계나 페니실린 항생물질 – 뇌압항진에 대해서는 고삼투성 이뇨제(mannirol)를 투여 – 항생제 치료는 수술 전부터 수술 후까지 계속한다. CT/MRI로 치료효과를 확인하면서 항생제를 투여한다. – 다발성 농양은 항생제 투여만으로 치료 가능하다. • 경련을 예방하기 위해 항경련제를 투여한다(치료 1–2년 정도까지 투여). • 경련 발작 시 기도 개방 유지 • 농양에 피막이 형성되어 있지 않을 경우 – 천자배농 – 항생물질을 직접 주입 • 농양이 피막으로 싸인 후 – 피막과 함께 농양 전체를 절제 *** 뇌농양 의심환자에게는 요추천자를 실시하지 않는다. 뇌탈출이나 뇌의 위치변화가 일어날 수 있고 이로 인해 뇌농양을 전파시킬 가능성이 있기 때문이다.**

2. 뇌농양의 간호중재

간호사정	간호진단	간호목표
• 과거의 감염력, 면역 기능저하, 두통, 관련 증상들에 대해 사정한다. • 신경계 사정을 실시한다. (뇌신경 검사, 운동과 인지 상태)	• 뇌농양과 관련된 통증 • 질병과정과 관련된 사고과정 장애 • 신경학적 결손과 관련된 신체손상 위험성 • 수술, 예후, 재발과 관련된 불안	• 대상자는 통증이 완화되었음을 표현한다. • 대상자는 사람, 장소, 시간에 대한 지남력이 있고, 간단한 질문에 대답할 수 있다. • 대상자는 신경학적 손상과 관련된 상해가 없다. • 대상자는 질병 진행과정과 관련된 불안이 감소한다.

간호수행

1. 통증완화

- 처방에 의한 진통제를 투여한다.
- 머리를 약간 올리는 자세와 위생관리를 보조해주는 것이 필요하며, 조용한 음악을 이용한 이완요법을 상용한다.

2. 사고과정의 증진

- 활력징후, 의식상태, 지남력, 발작상태 등을 수시로 모니터하며, 뇌압 상승의 신호가 될 수 있는 어떤 변화도 빠짐없이 보고한다.
- 처방에 의한 약을 투여하고 부작용과 약리작용에 주의한다.

3. 신경학적 손상의 최소화

- 환자의 경련 발작 시 손상으로부터 보호하고 기도 개방을 유지한다.
- 안전한 환경을 유지한다(예 : 간호사를 부르는 벨이 환자의 손이 닿기 쉬운 곳에 있는지, 사이드레일이 올려져 있는지 자주 관찰한다).
- 다른 부위의 뇌신경 기능을 검사하고 변화된 상태를 보고하며, 재활간호를 위해 작업치료사, 언어치료사 또는 재활치료사에게 의뢰한다.

4. 불안 완화

- 환자와 가족들에게 수술에 대한 위험성과 유익함을 이해시킨다.
- 간호과정에 대해 설명한다.

뇌농양 포인트 리뷰

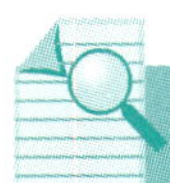

셀프 복습 문제

개요

01 뇌농양에 대해 간략하게 기술해보자.

– 뇌농양이란 뇌실질내에 ______이 고인 상태를 말한다. 조영 CT에서 ______________이 나타나는 것이 특징이다.

정답

01 농(고름), 고리조영증강(ring enhancement)

원인

02 뇌농양의 원인에 대해 기술해보자.

① ____________, __________, __________ 등의 감염균

② 유양돌기염, 중이염, 부비강염에 의해 발생할 확률이 40%이며 ________, _______, _____ 등을 통하여 감염되기도 한다.

02 ① 황색포도상구균, 폐렴구균, 연쇄상구균
② 호흡기계, 심장, 골반

병태

03 뇌농양의 병태에 대해 기술해보자.

① _______, _______, ______에 호발한다.

② _______과 _____을 동반한다.

③ 하나 또는 여러 개의 ______ 형성

03 ① 전두엽, 측두엽, 소뇌
② 뇌부종, 울혈
③ 공동

증상

04 뇌농양의 증상으로 옳은 것을 모두 골라보자.

① 국소신경증상 ② 두내개압 상승 ③ 두통, 구토 등

05 뇌농양의 가장 흔한 증상은 무엇인가?

06 뇌농양을 진단할 때 가장 적합한 검사는?

치료

07 뇌농양의 치료에 대해 설명해보자.

① 농양을 배농하고 ________를 투여한다.
② 뇌압항진에 대해서는 _________을 투여한다.
③ 경련 발작 시 _________ 유지
④ 뇌농양 의심환자에게는 _________를 실시하지 않는다. 뇌탈출이나 뇌의 위치변화가 일어날 수 있고 이로 인해 뇌농양을 전파시킬 수 있기 때문이다.

간호

08 뇌농양의 간호 관리에 대해 기술해보자.

① ______를 약간 올리는 자세를 취하게 한다.
② 위생관리를 보조해주고 조용한 음악을 이용한 _________을 상용한다.
③ ________, ________, ________, ________등을 수시로 모니터한다.
④ ________의 신호가 될 수 있는 변화는 빠짐없이 보고한다.

정답

04 ①, ②, ③
* ③ 두통, 구토 등 뇌압항진 증상이 나타난다.

05 두통
* 그 외의 증상 : 구토, 시력감퇴, 운동 및 언어장애, 국소신경증상 등

06 CT 촬영
* CT 촬영 시 농양 중심부는 low density가 되고 주변은 high density로 나타난다.

07 ① 항생제
② 고 삼투성 이뇨제
③ 기도 개방
④ 요추천자

08 ① 머리
② 이완요법
③ 활력징후, 의식상태, 지남력, 발작상태
④ 뇌압 상승

핵심 정리 문제

01 다음 중 뇌농양의 원인으로 옳지 않은 것은?

① 폐렴구균 감염
② 연쇄상구균 감염
③ 머리 수술 후 합병증
④ 단순헤르페스 바이러스
⑤ 유양돌기염에 의한 염증

02 뇌농양 진행 시 뇌조직의 변화 양상으로 옳지 않은 것은?

① 두개내압 상승
② 뇌조직 괴사
③ 뇌압저하
④ 염증반응
⑤ 뇌부종

03 뇌농양을 진단하고 치료효과를 평가하기에 가장 적합한 검사는?

① 요추천자
② CT 촬영
③ 뇌척수액 검사
④ 뇌파 검사
⑤ X-선 촬영

정답

01 ④
단순헤르페스 바이러스는 급성 뇌염을 일으키는 원인이다. 뇌농양은 황색포도상구균, 폐렴구균, 연쇄상구균 등의 원인균 감염으로 발생하거나 머리 수술 후 합병증으로 발생한다.

02 ③
뇌농양에서는 뇌압상승이 일어나고 그로 인한 두통, 구토 등의 증상이 나타난다.

03 ②
* 뇌막염의 진단검사로 뇌척수액 검사(요추천자)를 실시한다. 뇌농양 환자에게는 요추천자는 금기시된다. CT촬영은 뇌농양의 정확한 위치를 파악하거나 치료 후 효과를 살펴보는 데 적합하다.

04 뇌농양의 증상 가운데 가장 일반적인 것은?

① 시력감퇴
② 운동실조
③ 언어장애
④ 두통
⑤ 발열

05 뇌농양 환자의 치료에 대한 설명으로 옳지 않은 것은?

① 제3세대 세펨계 및 페니실린 항생물질을 투여한다.
② 뇌압항진에는 고 삼투성 이뇨제를 투여한다.
③ 농양를 천자 배농한다.
④ 항생제는 수술 전까지만 투여한다.
⑤ 경련 예방을 위해 항경련제를 투여한다.

06 뇌농양 환자의 간호에 대해 옳지 않은 것은? ③

① 환자의 경련 발작 시 기도 개방을 유지한다.
② 발작의 시작 및 과정을 관찰하여 기록한다.
③ 머리와 몸이 일직선이 되도록 똑바로 눕힌다.
④ 처방에 따른 항경련제를 투여한다.
⑤ 침대의 사이드레일을 올려둔다.

정답

04 ④
두통이 가장 일반적인 증상으로 나타나며 구토와 유두부종 등이 동반될 수 있다.

05 ④
항생제 치료는 수술 전부터 수술 후까지 계속한다. CT로 경과를 관찰하며 항생제를 계속 투여한다.

06 ③
뇌농양 환자는 두개내압이 상승하여 뇌압항진 증상이 나타나므로 머리를 약간 높이는 자세를 취해준다.